EN FORMA CON FRUTAS Y VERDURAS

Más de 120 recetas para una vida más sana

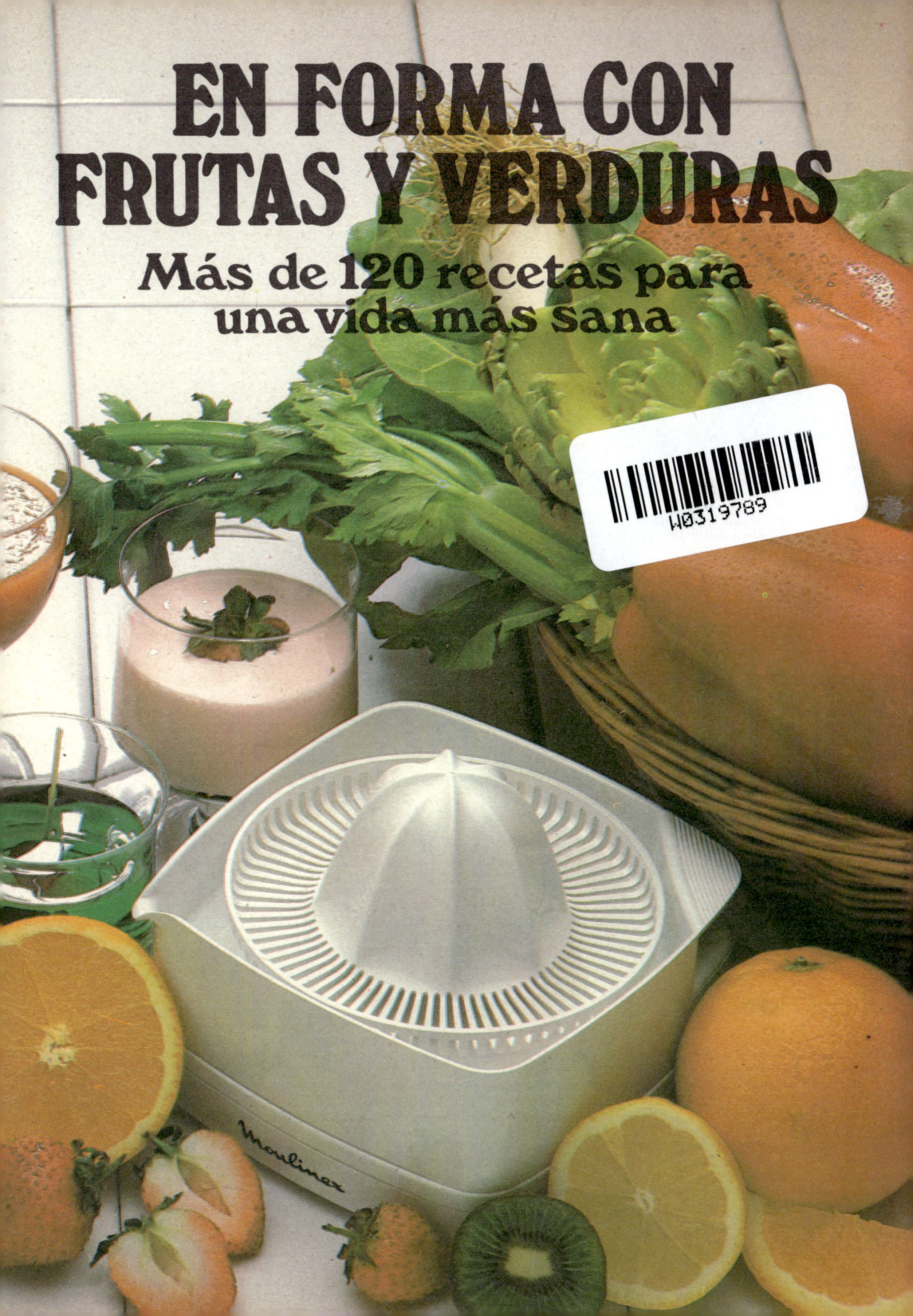

Introducción

La precaución existente hoy en día por la salud y el bienestar físico justifica por sí sola la edición del libro que tiene Usted entre sus manos.

Hemos intentado y diría que conseguido, proporcionar un nuevo acercamiento a las propiedades de las frutas y verduras, aprovechando las posibilidades de un electrodoméstico de reciente aparición en el mercado: La licuadora.

La versatilidad de estos aparatos permite obtener zumo de practicamente la totalidad de los productos vegetales con muy pocas excepciones.

Como podrá ver en las páginas que siguen, hemos intentado apuntar algunas posibilidades e innovaciones en la utilización de las frutas, hierbas y verduras. Las recetas y consejos que ofrecemos han sido verificadas cuidadosamente una por una y cuentan con la garantía y aprobación de dos médicos de probada solvencia, además han colaborado en la elaboración de las mismas expertos cocineros, naturólogos y esteticistas.

Vivimos en un país privilegiado en cuanto a la producción de frutas y verduras se refiere, por lo que no debemos desaprovechar las posibilidades que la naturaleza nos ofrece y así mejorar nuestro régimen alimenticio con lo que esto puede representar para nuestra salud y para nuestra apariencia externa.

Indice

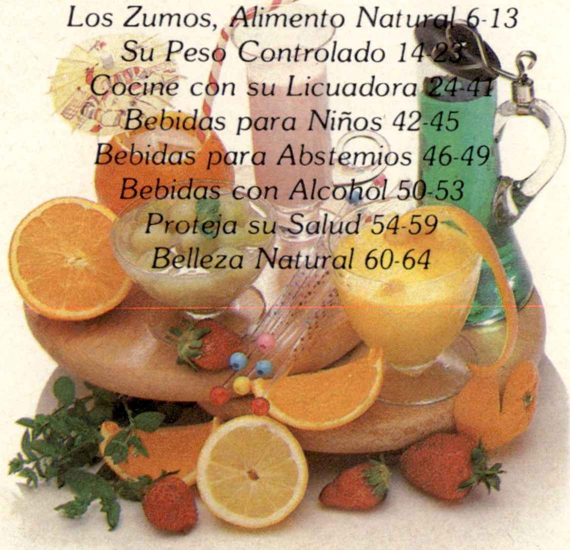

©Tiempo Libre, S.A. I.S.B.N.: 84-86061-41-5. D.L.:BI-1769 -1984. Printed in Spain.

El Funcionamiento de las Licuadoras Moulinex

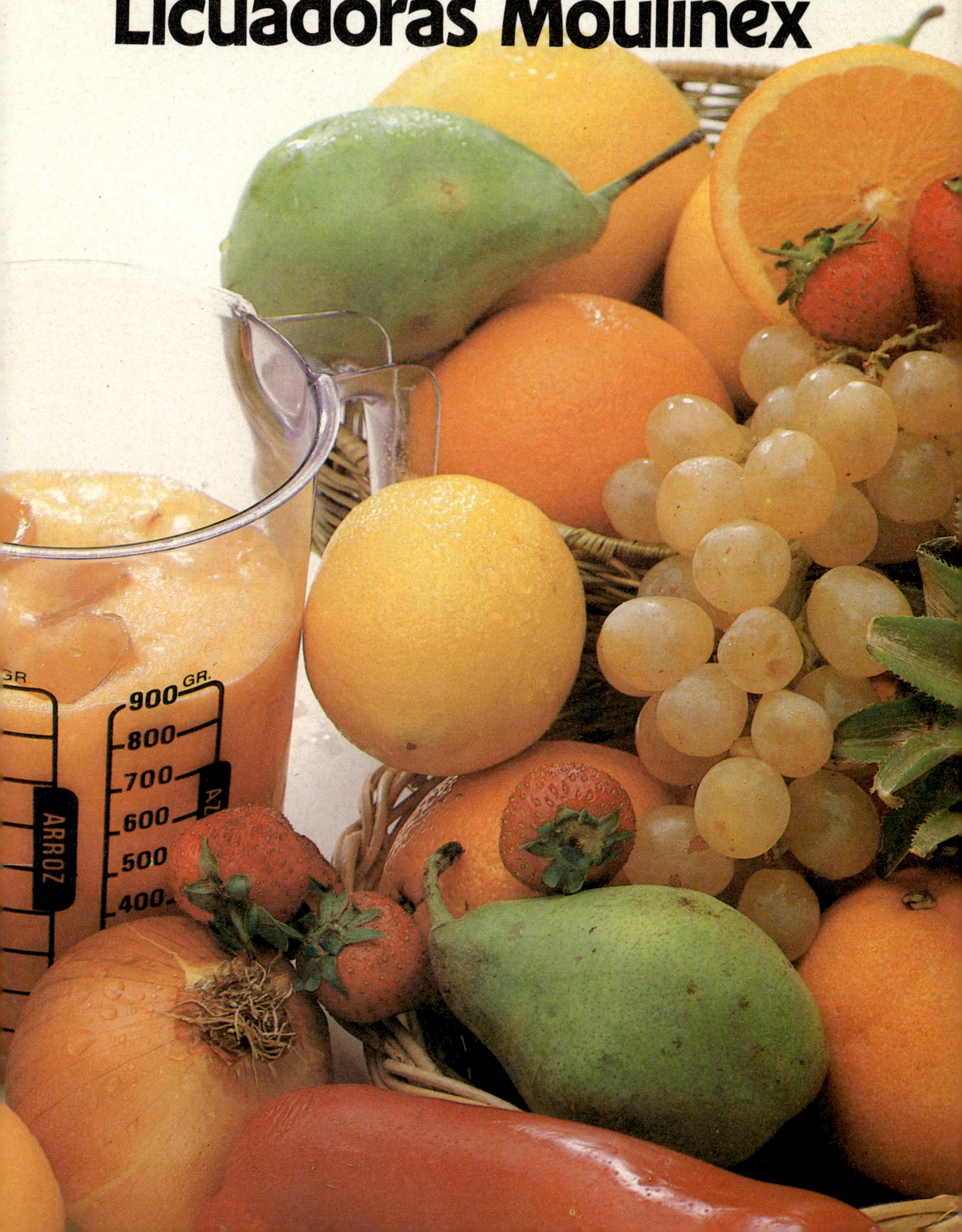

Las Licuadoras

IMPORTANTE:

Antes de conectar la licuadora o cualquier otro electrodoméstico, debe Ud. comprobar si el voltaje de su aparato corresponde al de su instalación eléctrica.
En el caso de aparatos a bi-tensión (aquéllos que pueden funcionar tanto a 110 como a 220 voltios), el conmutador de cambio de tensión debe encontrarse en la posición correcta.
EN CASO DE CONECTAR SU LICUADORA A UNA TENSION INADECUADA, PERDERIA UD. SU GARANTIA.

Descripción del aparato

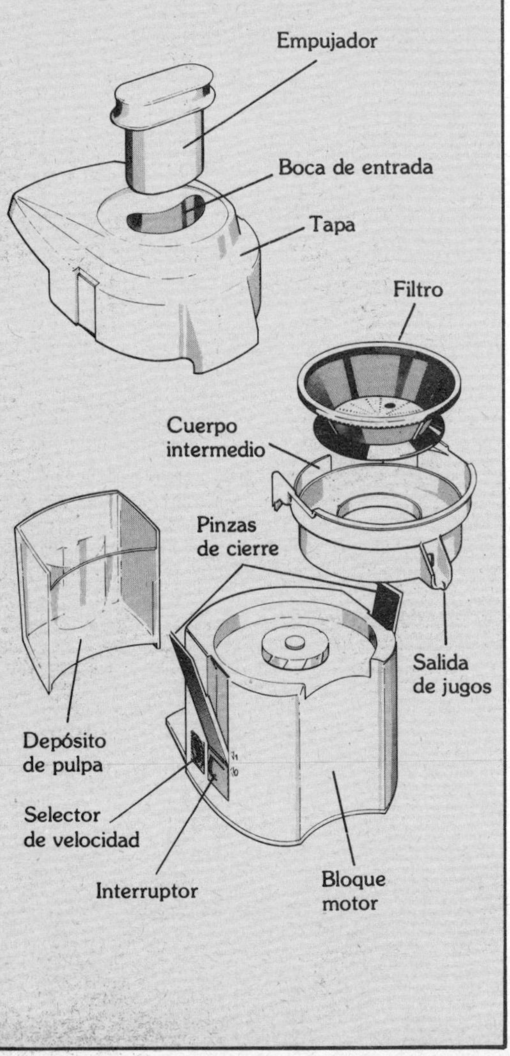

Utilización:

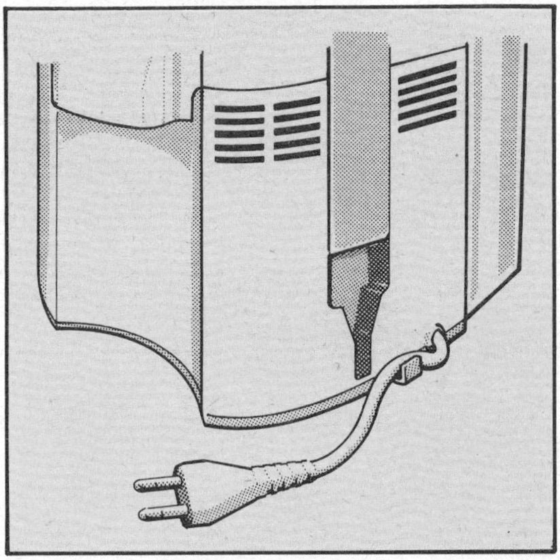

Limpie, lave y pele las frutas y verduras que desee licuar (vea el apartado PREPARACION DE LAS FRUTAS).

Córtelas en trozos para facilitar su entrada.

Conecte el aparato a la red eléctrica. La longitud del cable puede ajustarse a la medida deseada.

Sitúe una jarra o vaso bajo la salida de jugos.

Seleccione la velocidad que corresponde a las frutas que vaya a licuar (vea el apartado SELECTOR ELECTRONICO DE VELOCIDAD). Sólo si su licuadora dispone de selector.

Ponga en marcha la licuadora, situando el interruptor en posición 1.

Introduzca por la boca de entrada la fruta y verduras que ya tenía preparadas, y haga una ligera presión con el empujador.

NO UTILICE NUNCA LOS DEDOS. LAS FRUTAS Y VERDURAS DEBEN INTRODUCIRSE CON EL MOTOR EN MARCHA.

Esta licuadora permite preparar cualquier cantidad de zumos sin necesidad de desmontarla. Basta con vaciar el depósito de la pulpa cada vez que esté lleno (cada 3 kilos de fruta aproximadamente). Se pueden preparar zumos de diferentes frutas sin necesidad de limpiarla cada vez, ya que no se mezclan los sabores.

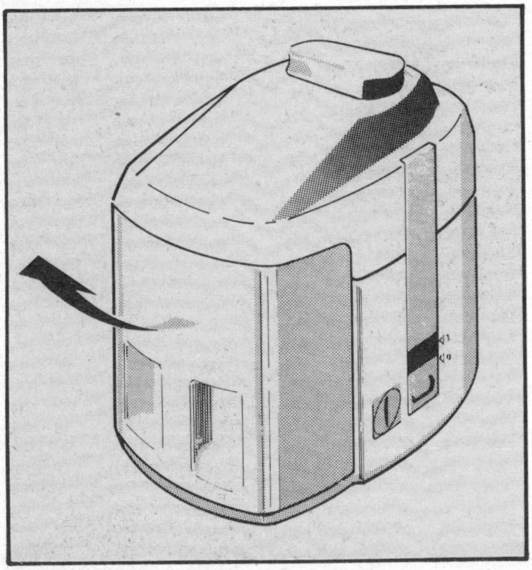

Una vez haya terminado de utilizarla, pare el motor (interruptor en posición «0») y desenchúfela. Recoja el cable y el enchufe en sus alojamientos, según se indica en el dibujo.

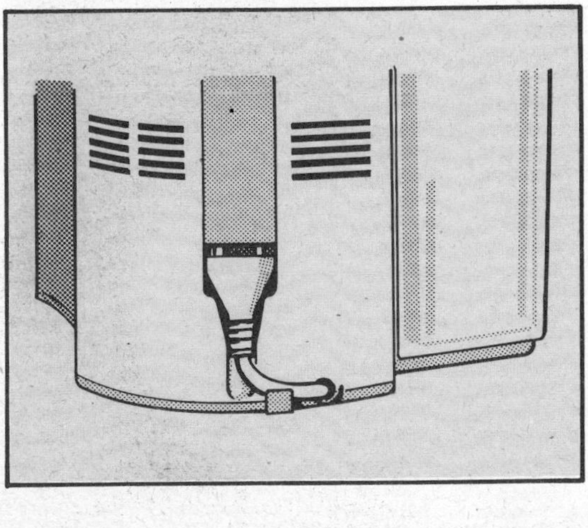

Desmontaje y limpieza:

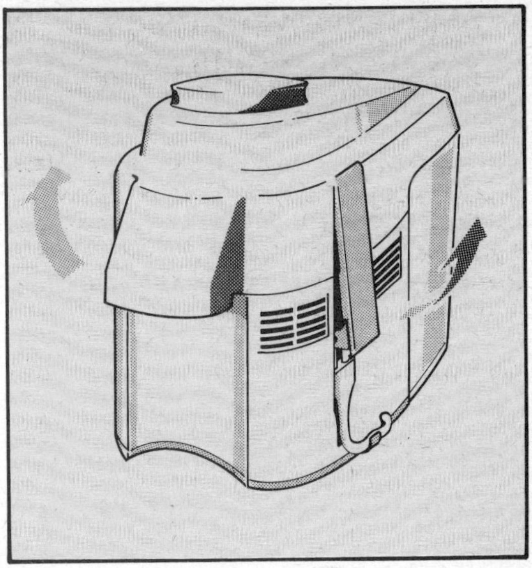

Una vez parado y desconectado el aparato:

1. Abra las pinzas de cierre, sacándolas hacia afuera (dibujo).
2. Retire la tapa y el cuerpo intermedio con el filtro.
3. Lave estas piezas bajo el grifo. En general será suficiente el chorro de agua para dejarlas limpias.
4. Saque el depósito de pulpa, vacíelo y límpielo bajo el chorro de agua.
5. Seque todas las piezas.

No moje nunca el bloque del motor; para limpiarlo, pase un paño húmedo.

Montaje:

1. Monte por este orden: cuerpo intermedio, filtro-triturador y tapa.
2. Introduzca las pinzas de cierre en sus alojamientos y empuje hacia adentro. La licuadora no funciona si no está correctamente montada.
3. Monte el depósito de pulpa.

Su licuadora estará de nuevo lista para funcionar.

Selector electrónico de velocidad (Sólo para la licuadora Moulinex mod. 833)

Para obtener la máxima cantidad y calidad de zumo, seleccione la velocidad más adecuada al tipo de fruta o verdura que va a licuar de acuerdo con la siguiente tabla orientativa *(la misma tabla se encuentra en el aparato, tras el depósito de pulpa).*

TIPOS DE FRUTAS O VERDURAS	VELOCIDAD
Piña tropical, fresones, frambuesas, membrillo (fruta)	*10*
Uvas, peras, zanahorias, calabaza, repollo, apio	*9*
Naranjas, limones, melocotones, rábanos	*8*
Manzanas, cebollas	*7*
Tomates, lechuga	*5-6*
Melón	*4*
Pimientos, pepinos	*2-3*
Sandía	*1*

Para el resto de frutas y verduras que no figuran en la tabla, se recomienda utilizar las velocidades 7, 8 y 9 (adecuadas a la mayoría de frutas) y si la pulpa que cae al depósito es muy húmeda, aumentar o disminuir la velocidad hasta que aquélla sea más seca; ello indicará que ha mejorado el rendimiento.

Preparación de las frutas:

- No precisan ninguna preparación especial: manzanas, peras, fresas, fresones, frambuesas, uvas, zanahorias, rábanos, lechugas, repollos, perejil, espinacas, apio, cebollas, tomates, pimientos, etc.

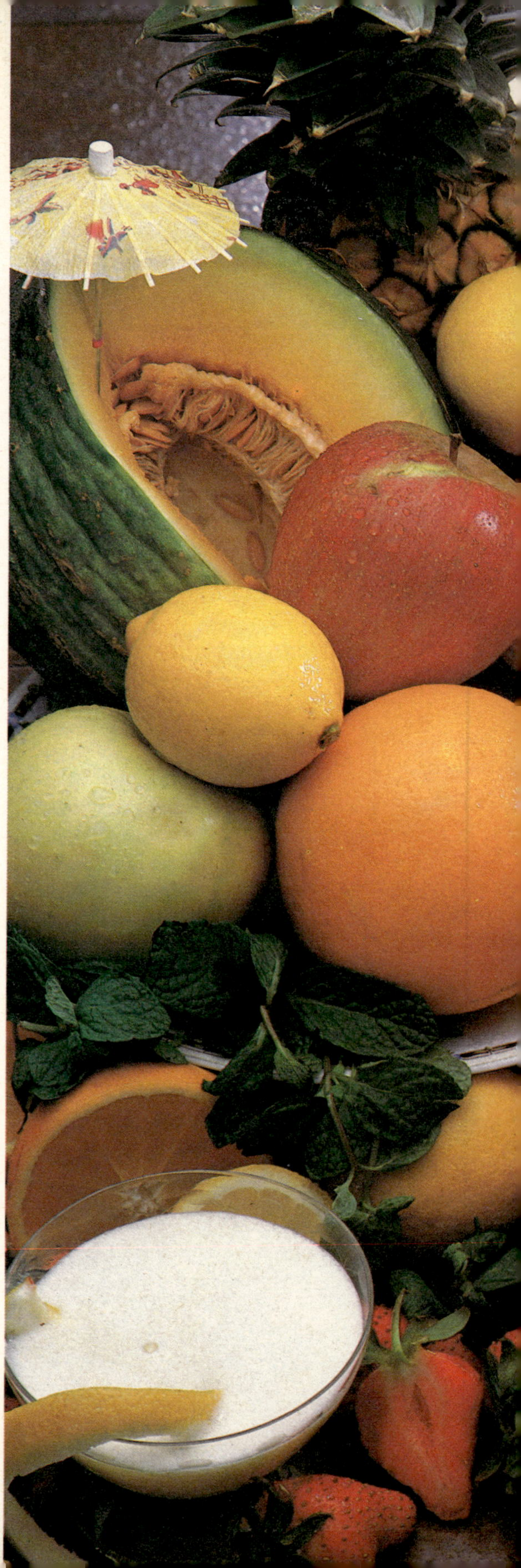

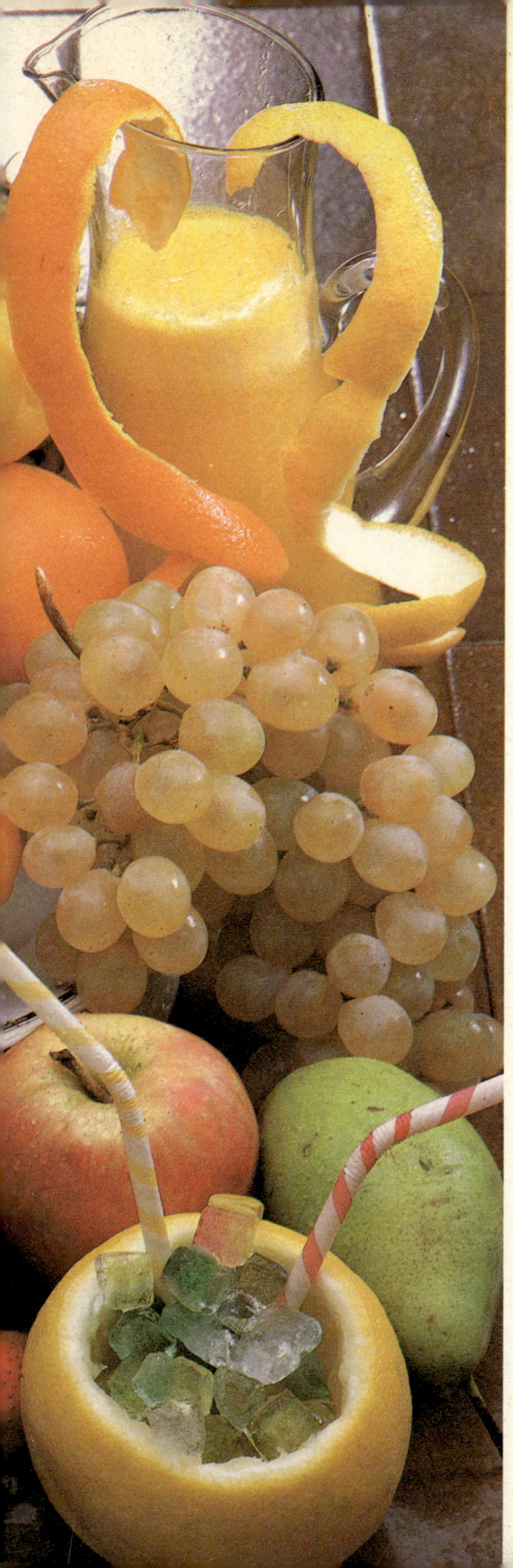

- Hay que quitar el hueso a: melocotones, ciruelas, albaricoques, cerezas.
- Deben pelarse: naranjas, limones, pomelos, mandarinas, melón (quitar también las pepitas), piña tropical (quitar también el tronco central), pepinos, etc.
- En caso de licuar uvas, membrillos o grosellas, para obtener un buen rendimiento, habrá que limpiar el filtro cada 1/2 kilo de fruta.
- No es posible obtener zumo de algunas frutas y verduras: plátanos, aguacates, chirimoyas, moras, berenjenas, higos, etc.

Consejos prácticos:

- Recoja el zumo en una jarra o vaso (según cantidad) con cubitos de hielo, y siempre que sea posible, tómelo enseguida, es mucho más sabroso y no perderá vitaminas.
  Si necesita conservarlo durante unas horas, póngalo en el frigorífico y utilice recipientes de porcelana o cristal. Añadiendo el zumo de un limón se conservará mejor.

LOS ZUMOS Alimento Natural

Acostumbre a los suyos a tomar todos los días un buen vaso de zumo.

Ya sabe usted que con la licuadora puede obtener múltiples zumos, tanto de frutas como de verduras, o de ambas mezcladas, lo que los hará no sólo más variados y sabrosos, sino mucho más sanos, al poder mezclar tantas proteínas y vitaminas.
Prepare todos los días por la mañana un buen zumo, para los niños y para los mayores, y mezcle los sabores.
En este capítulo, damos varias recetas que le servirán para que se acostumbre al uso de la licuadora, a la vez que puede utilizarlas como guía para preparar sus propias recetas. Esto resulta muy fácil, sólo necesita práctica.
Las cantidades de zumo que se obtienen, y que nosotros damos en las recetas, como referencia, son aproximadas, ya que dependerá del modelo de licuadora que posea.

Zumo de uvas

Ingredientes:

1/2 kilo de uvas blancas
1/2 limón

Se lavan bien las uvas; recuerde que no necesitan ninguna preparación especial. Se pela el medio limón y se procede como en la receta de Zumo mañanero.
Para 2 personas.

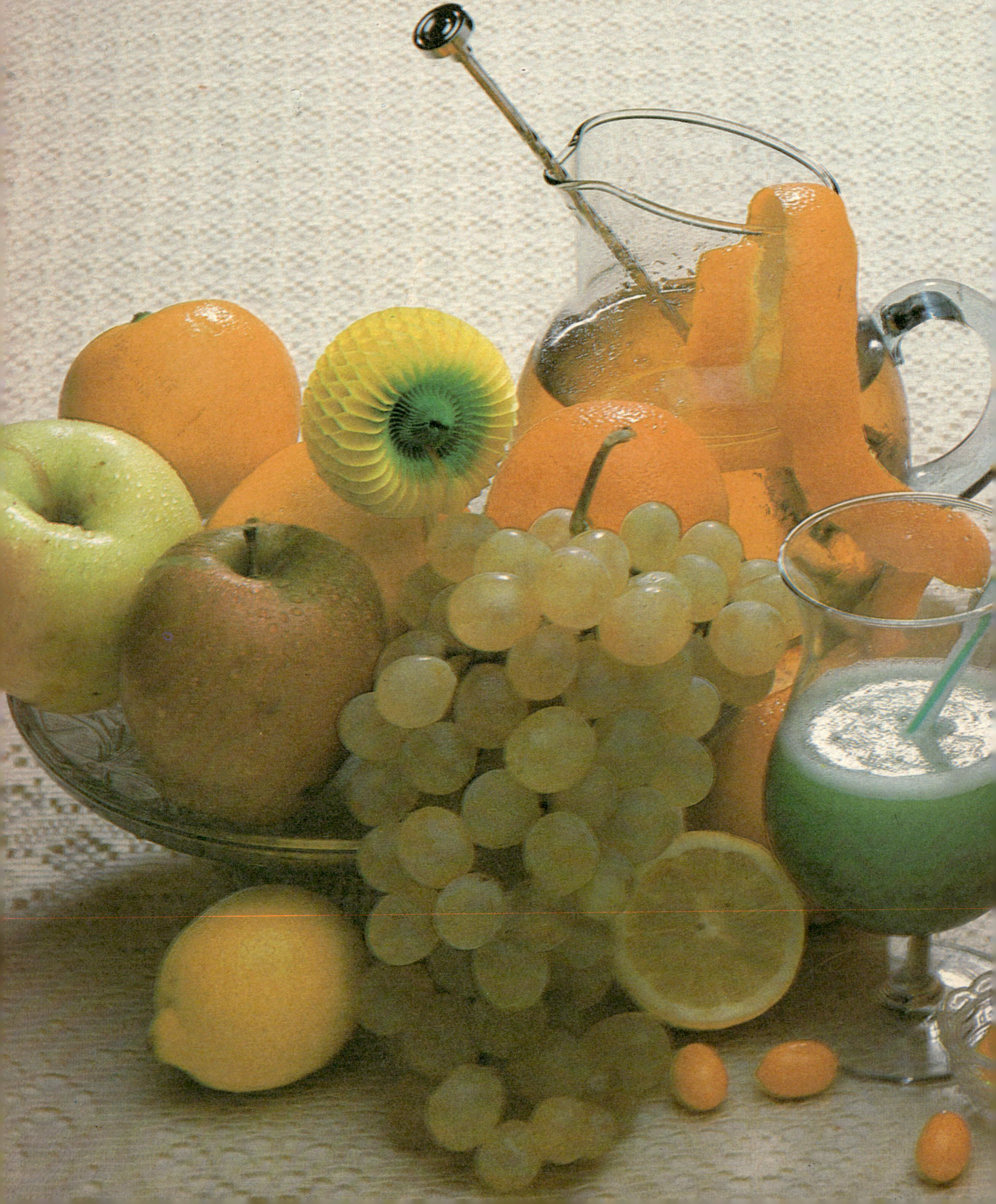

Zumo de manzana

Ingredientes:

1/2 kilo de manzanas
1/2 limón

Se lavan bien las manzanas, y sin pelarlas se trocean, retirando el corazón. Se pela el medio limón, y se procede como en la receta de Zumo mañanero.
Para 2 personas.

Zumo mañanero

Ingredientes:

4 zanahorias grandes
3 manzanas grandes
1 limón
1 naranja

Se lavan bien las zanahorias, cortando una rodaja de la parte superior para quitar cualquier rastro de la parte verde. Se trocean las manzanas en cuartos, quitándoles el corazón y se pelan la naranja y el limón.
Guarde las cáscaras, puede utilizarlas para dar gusto a otros platos.
Se coloca una jarra para recoger el zumo. Si lo desea puede añadir unos cubitos de hielo en la jarra, y licue.
Se mezcla bien con una cuchara, y se sirve.
Para 3 personas.

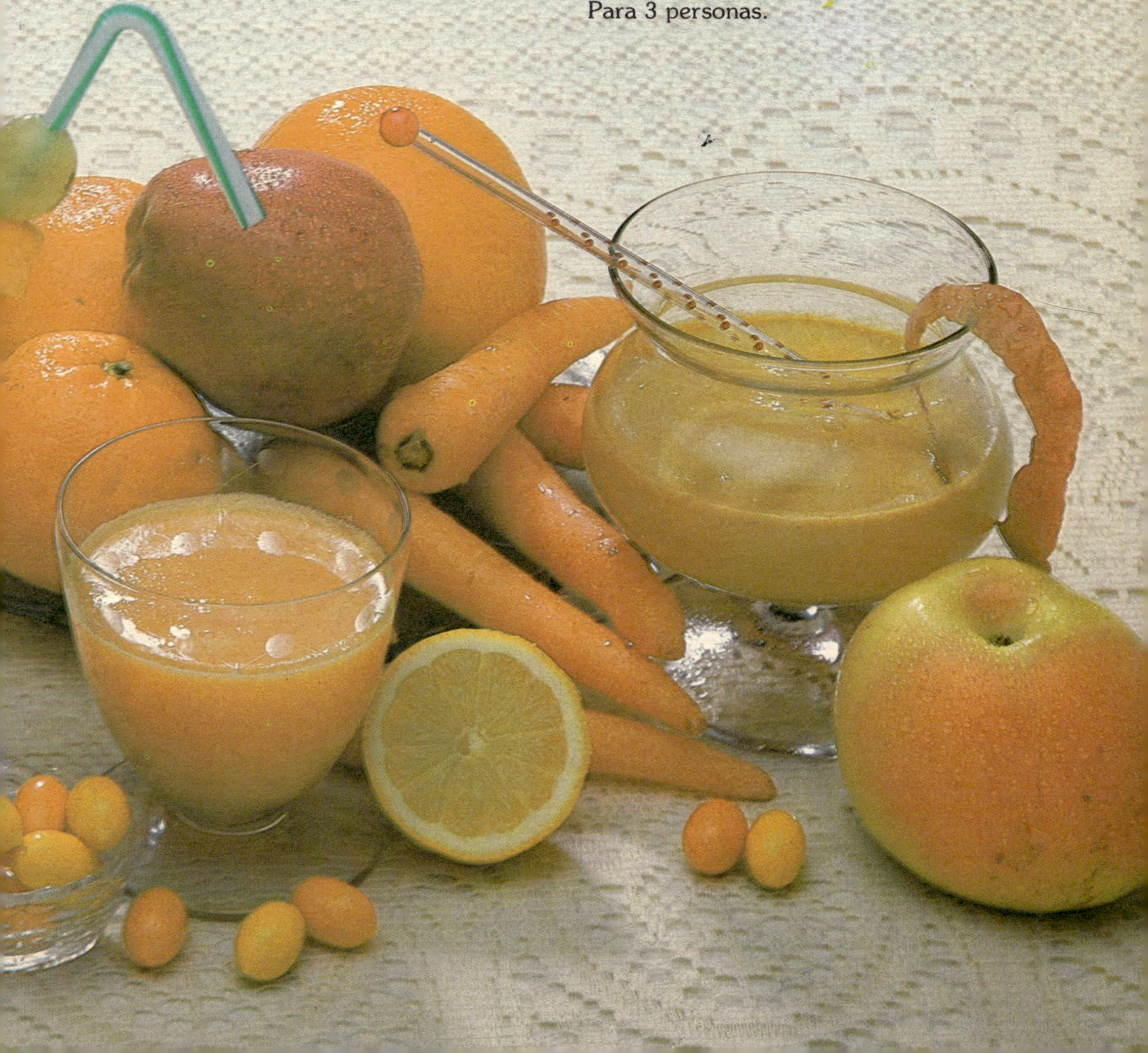

De izquierda a derecha: Zumo de uvas; Zumo mañanero; Zumo de manzana.

Zumo de sandía

Ingredientes:

1 sandía de 1 kilo, bien roja y madura
1 limón
1 naranja
Agua
Azúcar

Se pelan la sandía, el limón y la naranja, y se trocean, retirando las pepitas. Se añaden unos cubitos de hielo en la jarra que va a recoger el zumo, y se licuan las frutas.
Se añade al zumo, un chorro de agua y se agrega azúcar al gusto. Se remueve bien para disolver el azúcar, y se sirve bien frío.
Para 4 personas.

Zumo de fresas

Ingredientes:

1/2 kilo de fresas
1/4 litro de crema de leche
1 cucharada de azúcar

Este zumo, al llevar crema de leche, queda con la consistencia de un batido, lo que le hace especialmente atractivo para los niños. También puede utilizarse como postre ligero.
Se lavan bien las fresas, y se licuan. A continuación se añade a la jarra donde se ha recogido el zumo, la crema de leche y el azúcar.
Se remueve bien, y se añaden unos cubitos de hielo, si se desea, para que resulte más refrescante.
Para 4 personas.

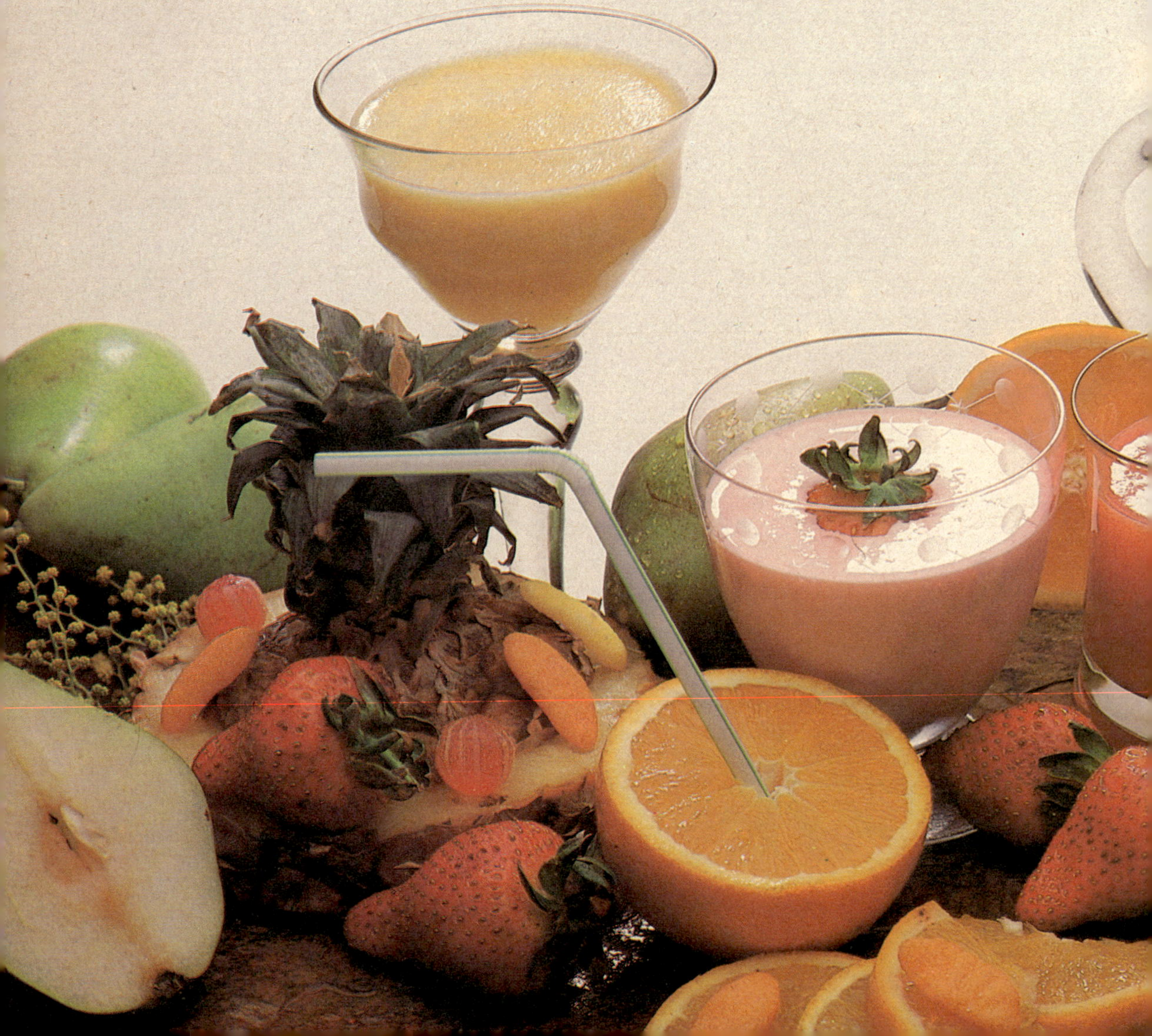

Zumo de peras

Ingredientes:

1/2 kilo de peras
1 limón

Se lavan bien las peras, se trocean quitándoles el corazón y el rabito, pero sin pelarlas. Se pela el limón, se retiran las pepitas, se trocea y se licua junto con las peras. Se remueve el zumo con una cuchara para que queden bien mezclados los sabores. Se le añaden cubitos de hielo si se desea, y se sirve.
Para 3 personas.

Zumo de piña y albaricoque

Ingredientes:

500 grs. de piña natural
200 grs. de albaricoques (se pueden sustituir por melocotones naturales o en almíbar)
1/2 vaso de agua
1/2 limón

Se pela la piña, quitándole los «ojos», y se trocea. Los albaricoques no hace falta pelarlos, pero se parten por la mitad y se les quita el hueso. Se pela el limón, retirando las pepitas y se trocea.
Se coloca una jarra para recoger el zumo, añadiéndole unos cubitos de hielo, y se licuan las frutas.
Se añade el medio vaso de agua, se remueve todo para que quede bien mezclado y se enfríe, y se sirve.
Para 4 personas.

De izquierda a derecha: Zumo de piña y albaricoque; Zumo de fresas; Zumo de sandía; Zumo de peras.

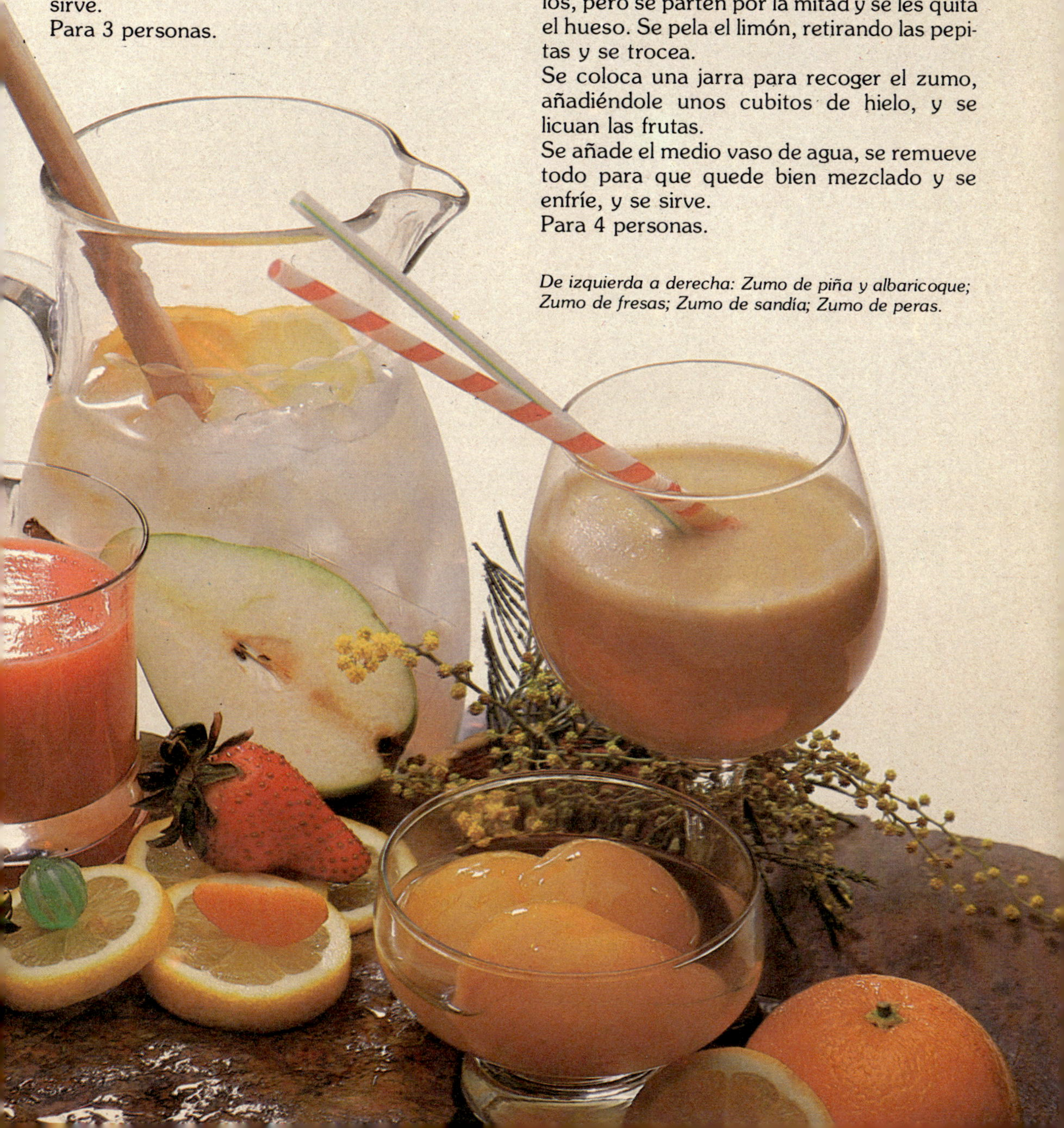

Zumo de melón

Ingredientes:

1 melón de 1 1/2 kilos aproximadamente
1 limón
1 ramita de hierbabuena

Se parte el melón, se retiran las pepitas y membranas, y se pela. Se pela el limón, y se trocea retirando las semillas. Se pone una jarra para recoger el zumo, y se licuan las frutas. Se añade al zumo obtenido unos cubitos de hielo y unas hojitas de hierbabuena, bien lavadas, se remueve con una cuchara y se sirve. Si el melón no fuera muy dulce, se puede agregar al zumo una cucharada de azúcar o de miel, o bien añadirle 200 grs. de uvas blancas, previamente licuadas. Para 4 personas.

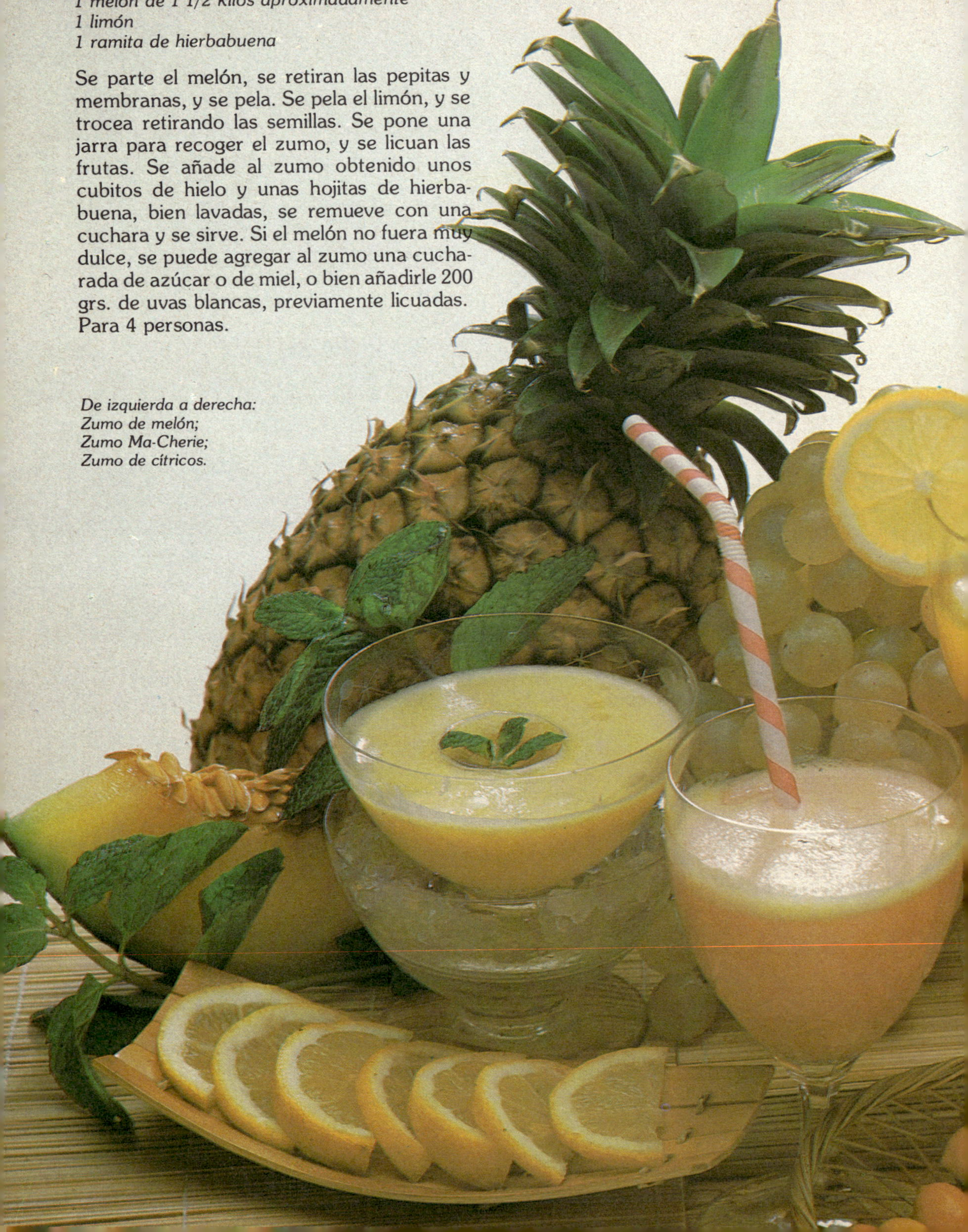

De izquierda a derecha:
Zumo de melón;
Zumo Ma-Cherie;
Zumo de cítricos.

Zumo de cítricos

Ingredientes:

5 naranjas
2 pomelos
1 limón
1 cucharada de miel

Este zumo, contiene una buena dosis de vitamina C, sobre todo si se toma recién hecho.
Se pelan las naranjas, los pomelos y el limón, se trocean y se les quitan las pepitas. Se coloca la jarra, con unos cubitos de hielo, para recoger el zumo, y se licuan los cítricos. Se añade la miel, se remueve bien con una cuchara para que se disuelva, y se sirve.
Para 4 personas.

Zumo de frutas Ma-Cherie

Ingredientes:

1/2 kilo de uvas blancas
1 granada bien madura
1 rodaja gruesa de piña de aproximadamente 200 grs.
2 naranjas
200 grs. de albaricoques (se pueden sustituir por melocotones frescos o en almíbar)
1 limón
1 vaso de hielo picado

Se lavan las uvas. Se pela la granada, la rodaja de piña, las naranjas y el limón, quitándoles a estos dos últimos las pepitas, y se trocean. Se parten los albaricoques y se deshuesan. Se coloca la jarra para recoger el zumo, y se licuan las frutas.
A continuación, se agrega el hielo picado al zumo obtenido, se remueve bien con una cuchara para que se mezclen los sabores y se enfríe, y se sirve.
Para 4 personas.

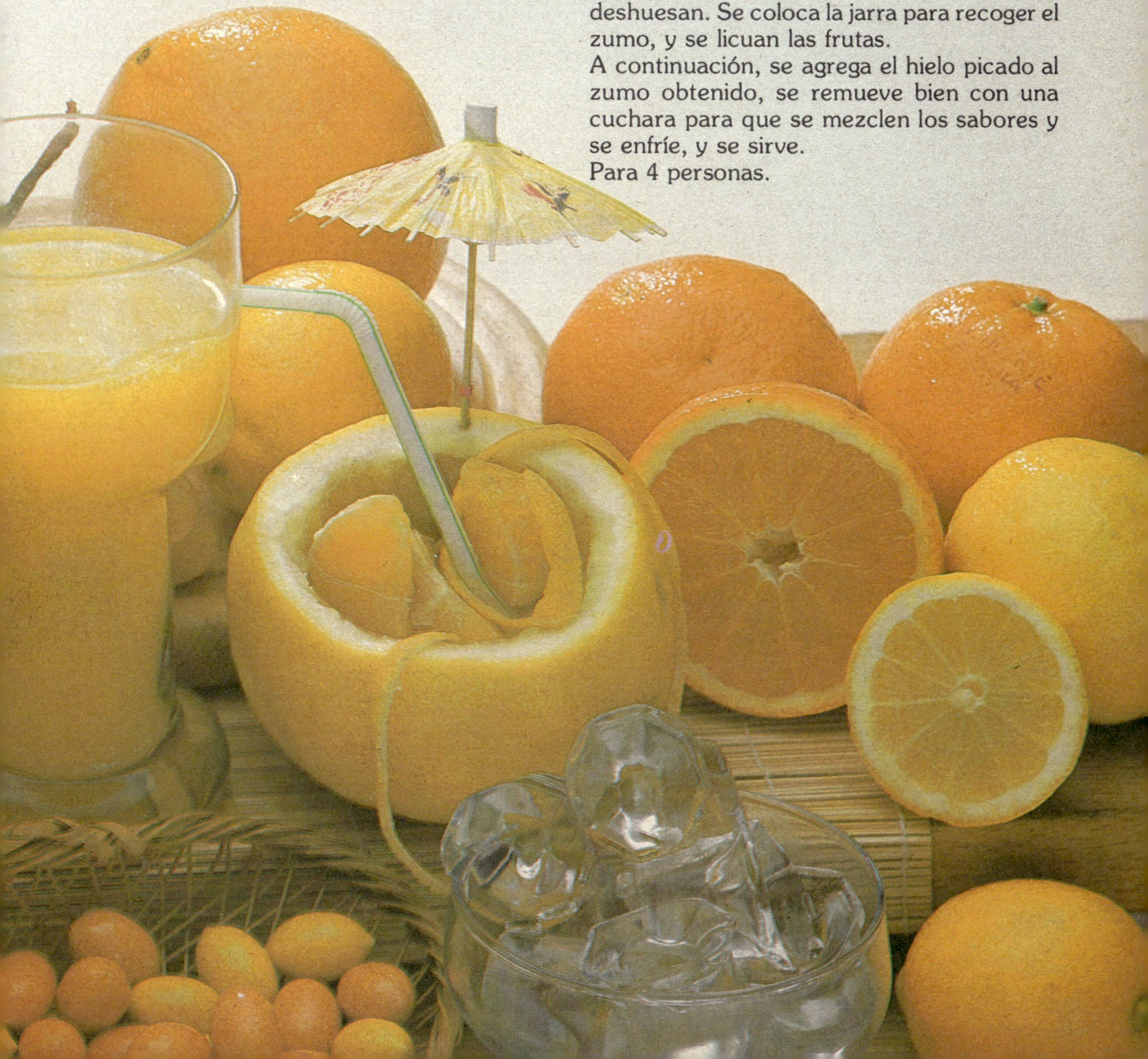

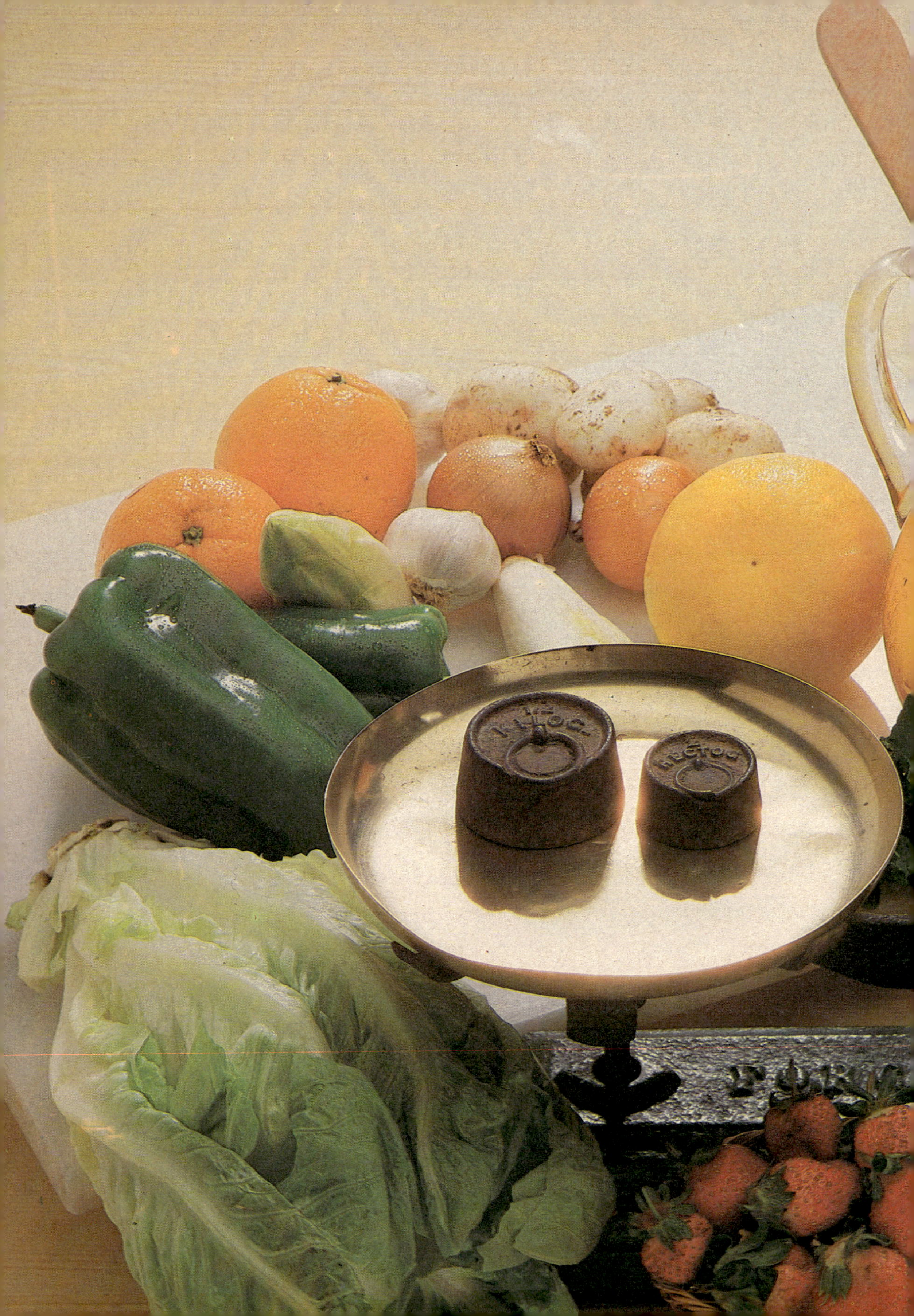

Su Peso Controlado

Una dieta comprobada tanto por su eficacia como por su inocuidad. La dieta baja en calorías.

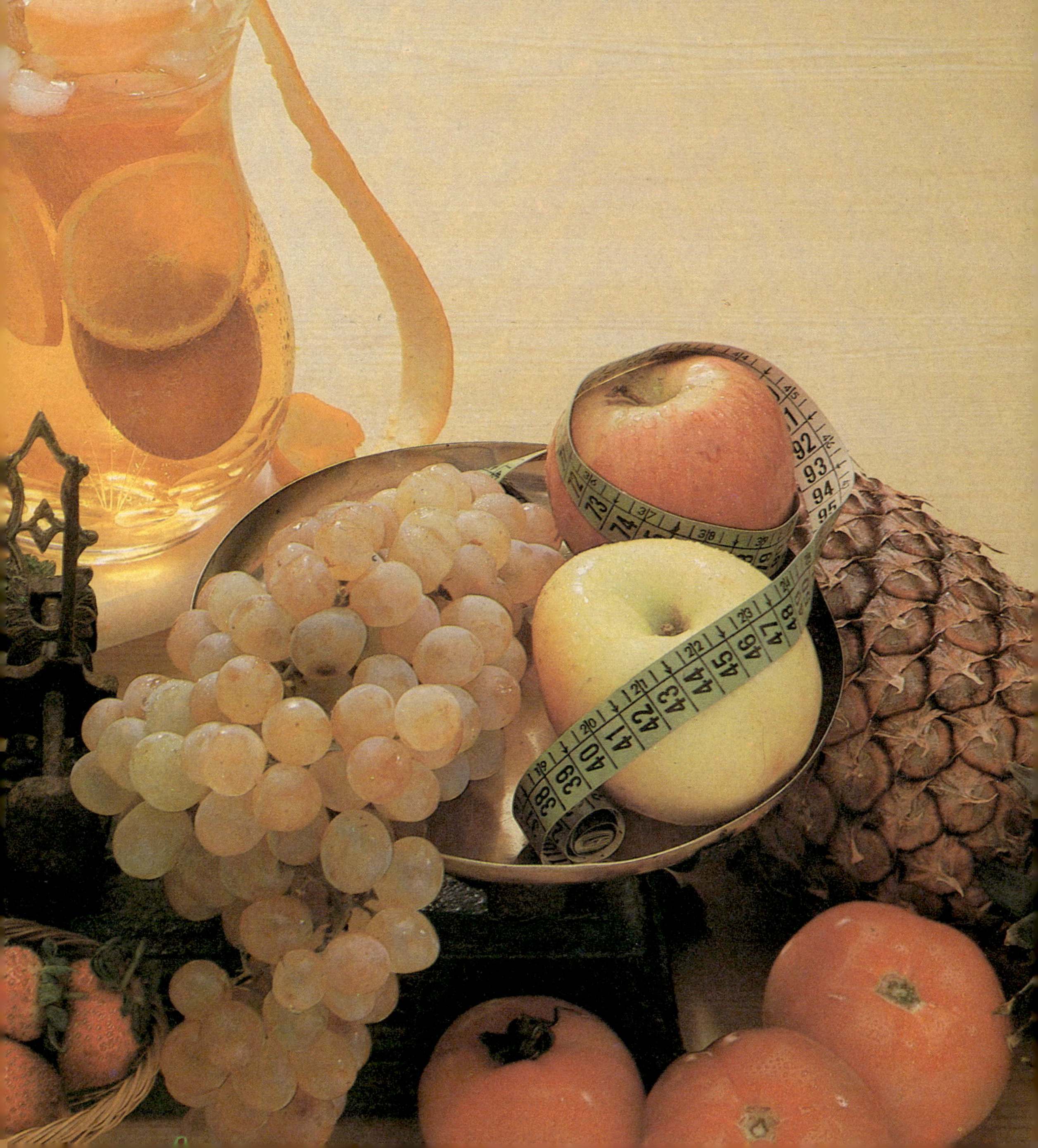

Consomé de tomate frío

Ingredientes:

25 grs. de gelatina natural, en polvo (1 paquete pequeño)
1 pastilla de caldo concentrado de pollo
2 tazas de agua
1/2 kilo de tomates
1/2 limón
Un manojo de hierbabuena
Sal
Pimienta negra recién molida

Adorno:
Unas ramitas de hierbabuena
Gajos de limón

Se pone un cazo al fuego con el agua, se añade la pastilla de caldo concentrado y la gelatina, y se calienta, removiendo para que se disuelvan.

Se lavan y trocean los tomates. Se pela el medio limón, desechando las pepitas. Se pone un recipiente para recoger el zumo y se licuan los tomates, el limón y la hierbabuena, reservando unas hojitas para adornar.
Se mezcla el jugo obtenido con el caldo con gelatina, se sazona con sal y pimienta al gusto, se vierte en un cuenco y se mete en el frigorífico para que se cuaje.
Para servir, se saca del frigorífico, se corta en trocitos y se vierte en copas, adornándolo con las hojitas de hierbabuena y los gajos de limón.
Para 4 personas.
Calorías por ración: 55.

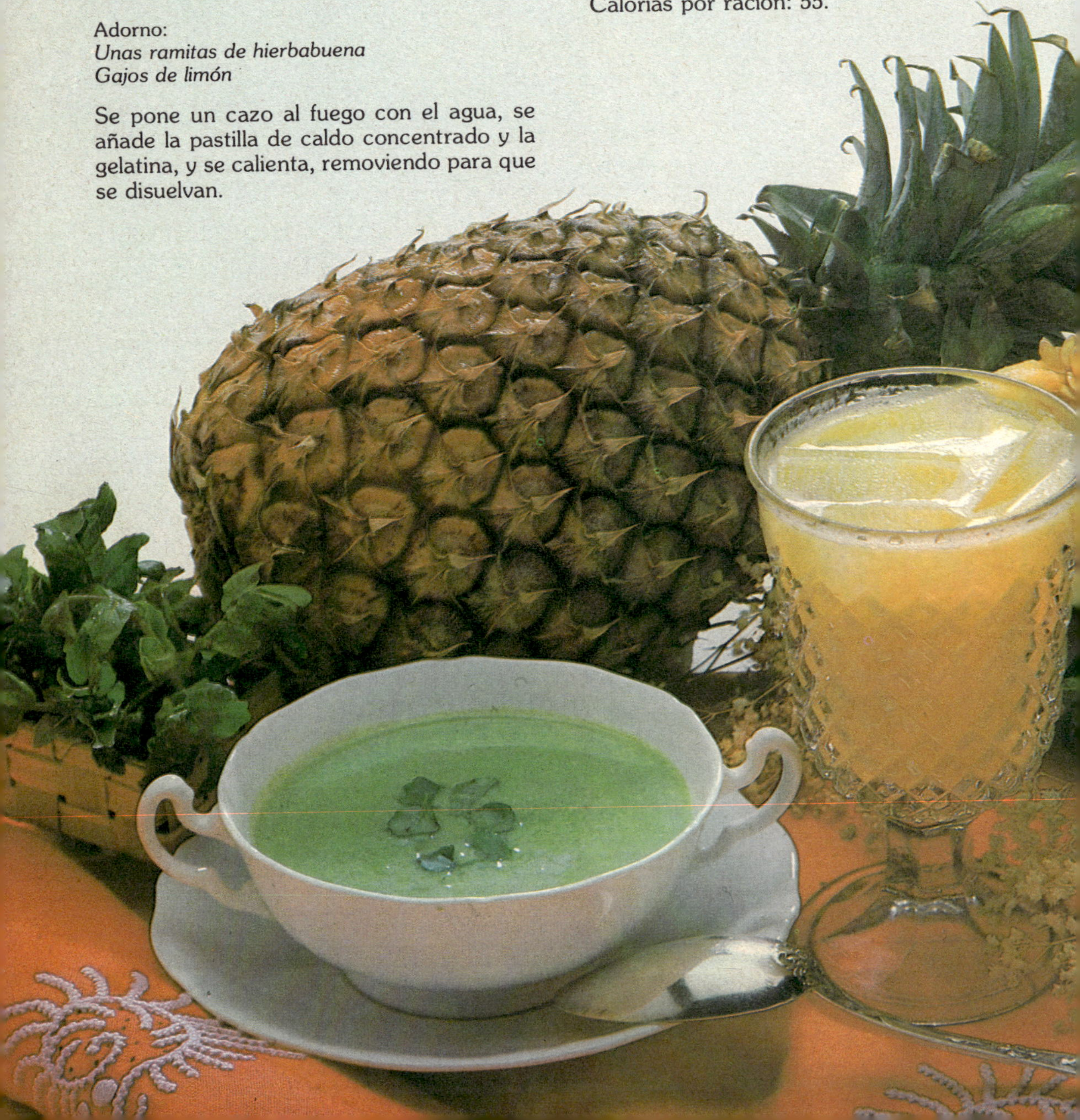

Aperitivo de melón

Ingredientes:

1 melón de 1 1/2 kilos aproximadamente
1 piña natural grande
1 limón
4 cucharadas de Cointreau o Curaçao

Adorno:
Unas cuantas cerezas frescas

Se pela el melón desechando las membranas y pepitas, y se trocea. Se pela la piña y el limón, y se trocean. A continuación se pone una jarra para recoger el zumo y se licuan las frutas. Se añade el licor a la jarra, se remueve con una cuchara de madera y se vierte en copas. Se meten en el frigorífico y se añaden unos cubitos de hielo, y antes de servir se adornan con las cerezas frescas.
Para 4 personas.
Calorías por ración: 102.

Sopa fría de berros y limón

Ingredientes:

1 manojo de berros
1 cebolla, finamente picada
2 tazas de caldo de pollo
1 taza de leche descremada
La ralladura de un limón
Sal
Pimienta negra recién molida
1/2 taza de yogurt natural

Se lavan los berros, quitándoles el exceso de tallos, se pican gruesas las hojas, reservando algunas de las mejores para el adorno, y se vierten en una cazuela, junto con la cebolla, el caldo, la leche, la ralladura de limón y sal y pimienta al gusto.
A continuación, se pone la cazuela al fuego, y se cuece a fuego bajo durante media hora. Seguidamente se pasa todo por la licuadora, recogiendo el jugo en un recipiente de cristal, y se mete en el frigorífico para que se enfríe. Antes de servir, se incorpora el yogurt, se remueve bien, y se sirve adornada con hojitas de berros.
Para 4 personas.
Calorías por ración: 56.

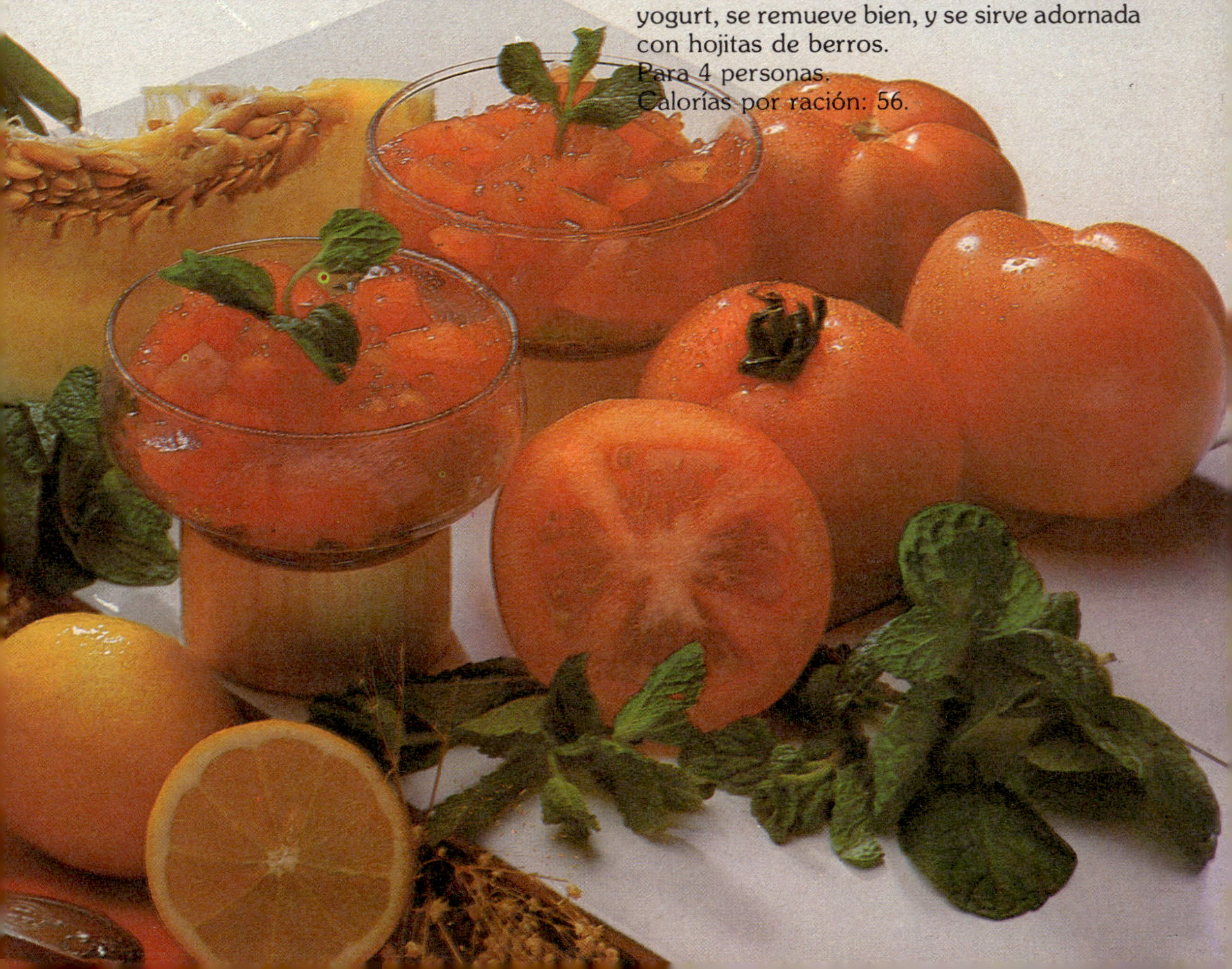

De izquierda a derecha: Sopa fría de berros y limón; Aperitivo de melón; Consomé de tomate frío.

Sopa de tomate

Ingredientes:

25 grs. de mantequilla o margarina
1 cebolla mediana, picada
1 diente de ajo, grande, picado
1/2 kilo de tomates
300 mls. de agua o caldo de pollo o jamón
2-3 cortezas de bacon
1/2 limón
1 ramillete de hierbas
Sal
Pimienta negra recién molida
1-2 gotas de edulcorante líquido

Se lavan los tomates y se trocean. Se pela el limón, desechando las pepitas y se trocea. Se pone un recipiente para recoger el zumo y se licuan los tomates y el limón.
A continuación, se pone al fuego una cacerola con la mantequilla o margarina, se añaden la cebolla y el ajo, y se sofríe 3 ó 4 minutos. Seguidamente se agregan el bacon, las hierbas y el agua o caldo, y se deja hervir durante 20 minutos. Se incorpora el jugo de tomate y limón que teníamos reservado, y se deja a fuego moderado otros 5 minutos, removiendo, sin dejar que hierva.

Se sacan las cortezas de bacon, el ramillete de hierbas, se cuela, y se mete en el frigorífico.
Antes de servir, se saca del frigorífico, se prueba y rectifica la sazón. Se sirve muy fría.
Para 4 personas.
Calorías por ración: 102.

Sopa de lechuga

Ingredientes:

2 cucharadas de mantequilla
1 cebolla grande, finamente picada
1 lechuga grande
1 litro de caldo de pollo, o puede prepararse con pastillas de caldo concentrado de pollo
1/2 limón
Sal
Pimienta negra recién molida
4 ó 5 cucharadas de nata líquida

Adorno:
1 cucharada de perejil finamente picado, opcional

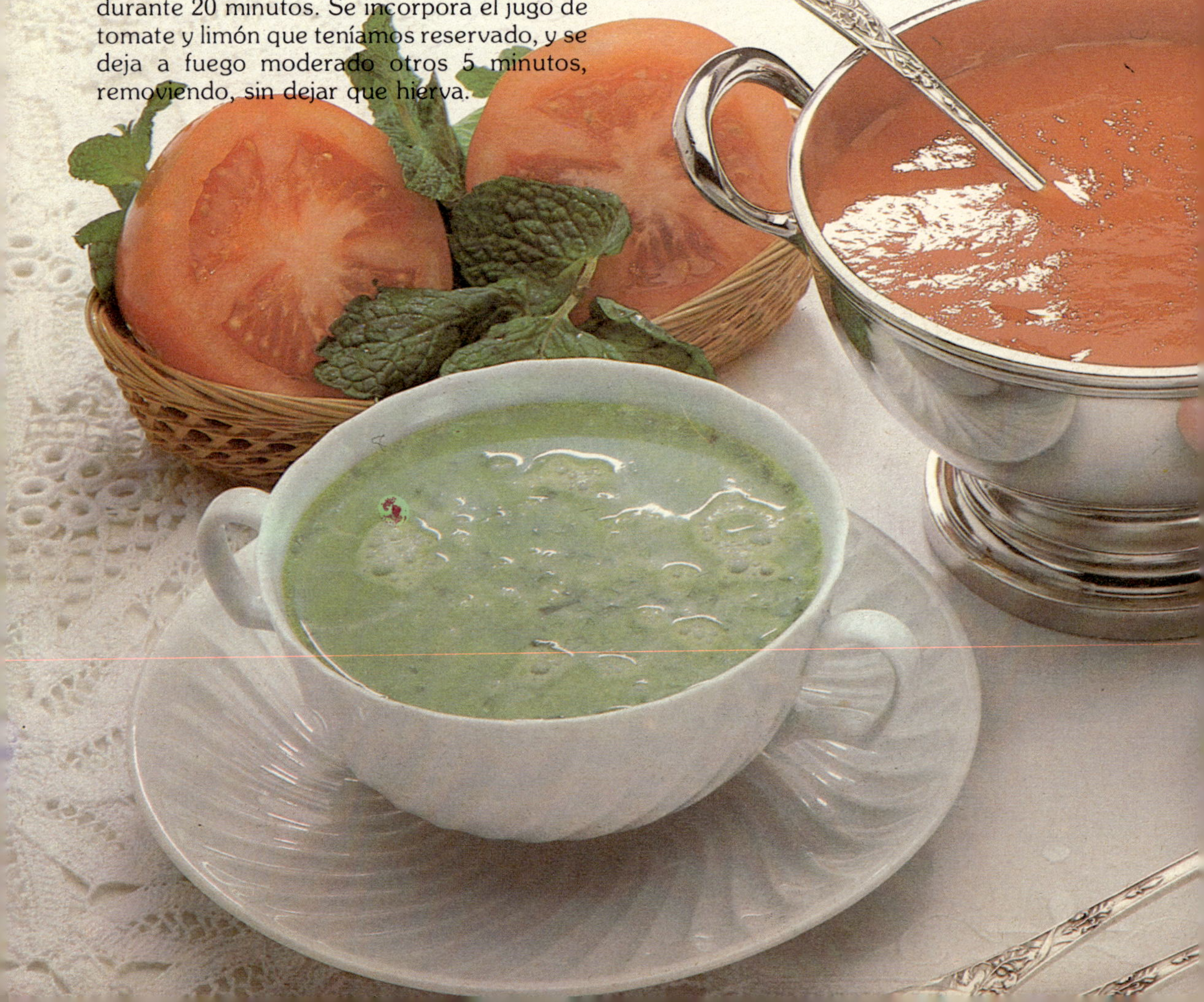

Se lava bien la lechuga, separando las hojas. Se escurren bien y se parten en trozos. Se pela el limón, desechando las pepitas y se licua junto con la lechuga, recogiendo el jugo en un recipiente.
A continuación se calienta la mantequilla en una cazuela, se añade la cebolla y se fríe a fuego moderado hasta que esté transparente, teniendo cuidado de que no se dore. Seguidamente se añade el zumo de lechuga y limón, así como el caldo. Se deja en el fuego, removiendo de vez en cuando, pero sin que hierva, durante 5 minutos. Se aparta del fuego, se sazona con sal y pimienta, y cuando esté ligeramente fría, se mete en el frigorífico.
Antes de servir se incorpora la nata líquida, mezclándola bien, se prueba y se rectifica la sazón. Se espolvorea si se desea con el perejil picado y se sirve.
Para 4 personas.
Calorías por ración: 180.

Lenguado con salsa picante de perejil

Ingredientes:

4 filetes de lenguado (también puede utilizarse gallo)
280 grs. de yogurt natural
2 cucharaditas de mostaza preparada
1 limón
1 manojo grande de perejil
Sal
Pimienta negra recién molida

Adorno:
Rebanadas de limón

Se pela el limón y se trocea. Se lava el perejil, y se licúan, recogiendo el zumo en un vaso. Se lava y se seca el pescado y se hierve en un poco de agua o caldo corto, hasta que esté cocido.
Mientras tanto, se mezcla el yogurt y la mostaza en un tazón pequeño, y se calienta al baño María, sin que hierva. Se sazona al gusto, y removiendo, se agrega el zumo de limón y perejil.
Se coloca el pescado en una fuente de servir, se vierte la salsa sobre el pescado, y se adorna con las rebanadas de limón si se desea. Se sirve bien caliente.
Para 4 personas.
Calorías por ración: 145.

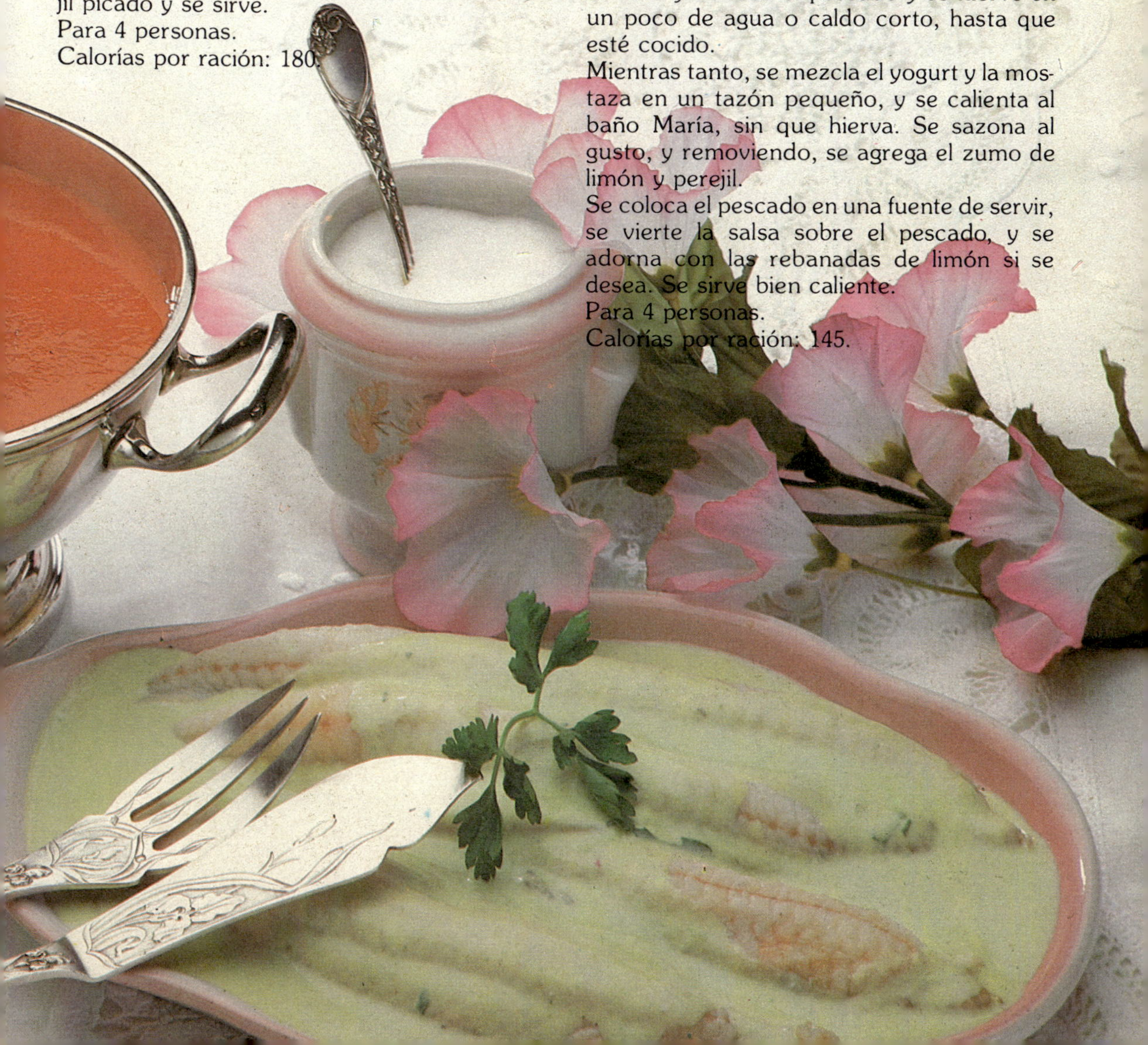

Lenguado con uvas

Ingredientes:

1 lenguado de 600 grs. ó 4 de ración
1 cucharada de aceite
Sal
Pimienta negra recién molida
1/2 limón
250 grs. de uvas
Un manojo de perejil

Adorno:
Ramitas de perejil
Rebanadas de limón
Unas cuantas uvas

Se lava bien el pescado, y se seca con una servilleta de papel. Se unta con el aceite y se sazona. Se pone en una fuente de horno.
Se lavan las uvas, reservando algunas para el adorno. Se lava bien el perejil, reservando unas ramitas y se pela el medio limón, desechando las pepitas. Se pasa todo por la licuadora, recogiendo el jugo en un recipiente.
A continuación, se vierte el jugo sobre el lenguado, y se mete en el horno precalentado a 160°C, de 8 a 10 minutos. Se rocía con la salsa un par de veces.
Se coloca sobre una fuente de servir, caliente, y se adorna con las ramitas de perejil, las rebanadas de limón y las uvas, partidas por la mitad, peladas y sin pepitas.
Para 4 personas.
Calorías por ración: 190.

Jamón asado

Ingredientes:

1 kilo de jamón fresco
24 clavos de olor
2 cucharadas de azúcar morena
1 cucharada de miel
2 naranjas
1/2 limón
50 grs. de fresas o frambuesas
La cáscara de media naranja, cortada en juliana
2/3 taza de caldo
Un manojo de perejil

Se lava y seca el jamón, y se coloca en una cacerola. Se cubre con agua fría, y se pone al fuego. Cuando empiece a hervir, se espuma y se deja cocer a fuego bajo, durante 30 minutos. Se saca el jamón de la cacerola, y se le quita la piel con mucho cuidado. Se coloca en una fuente refractaria y se introducen los clavos de olor por toda la superficie.

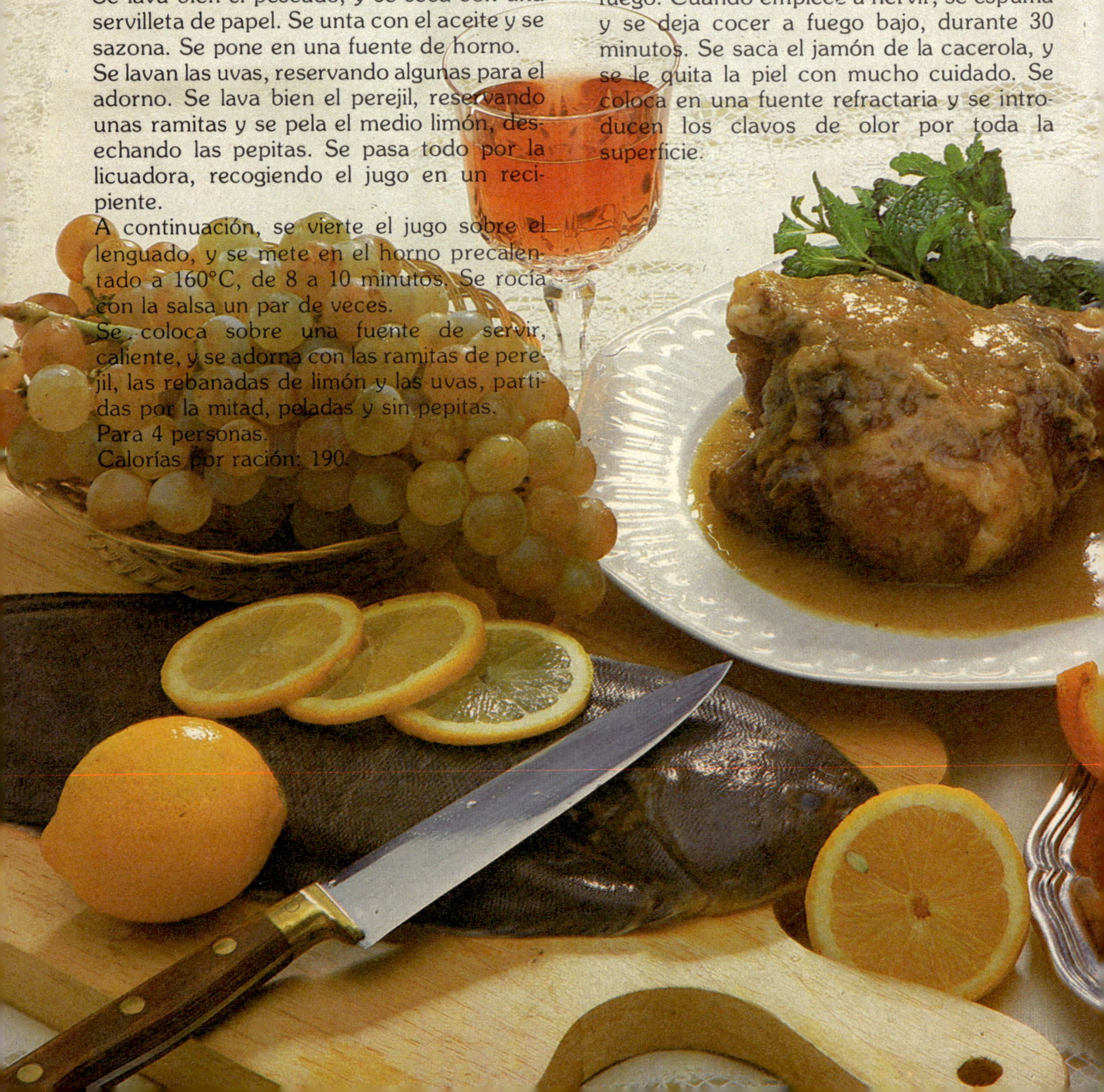

Mientras que el jamón está cociendo, se prepara la salsa. Se pelan y trocean las naranjas y el limón, y se lavan las frambuesas y el perejil, pasando todo ello por la licuadora. Se recoge el zumo en un recipiente, y se añade al mismo, la miel y el azúcar, mezclándolo bien. Se prepara el jamón como ya hemos indicado, se vierte por encima el zumo con miel y azúcar, y se mete en el horno, previamente calentado a 180°C, durante 45 minutos. 15 minutos antes de terminar la cocción, se sube la temperatura del horno a 220°C, se rocía con el jugo y se vierten por encima las tiras de cáscara de naranja y el caldo. Una vez cocinado, se coloca en una fuente de servir caliente, y se adorna con gajos de naranja.
La salsa se sirve en salsera aparte, bien caliente.
Para 6 personas.
Calorías por ración: 300.

Cordero con manzana y menta

Ingredientes:

1 pierna pequeña de cordero, deshuesada
1 cucharada de aceite
1 manojo de hierbabuena
2 manzanas
Sal
Pimienta negra recién molida
1 rebanada de pan de molde, sin corteza
1/2 limón

Se pelan las manzanas, se desecha el corazón y semillas, y se trocean. Se pela el limón y se lava la hierbabuena. Se pasa todo por la licuadora, reservando casi la mitad de la hierbabuena, que se picará muy fino.
Se desmenuza la rebanada de pan, y se mezcla con la pulpa que quedó en la licuadora, la hierbabuena picada, y un poco del zumo obtenido, para que ligue.
Se rellena la pierna de cordero con la mezcla de pan y pulpa, se sazona el interior con sal y pimienta y se ata, si se desea. Se pesa, se unta con el aceite, se sazona por fuera con sal y pimienta y se coloca en una fuente de horno. Se rocía con el zumo restante, y se mete en el horno, previamente calentado a 190°C, durante 30 minutos por cada 1/2 kilo o hasta que esté jugoso y ligeramente rosado. Se rocía de vez en cuando con el jugo.
Se coloca la pierna en una fuente de servir, y se sirve cortada en rebanadas.
Calorías por cada 100 grs. de cordero cocinado: 380.

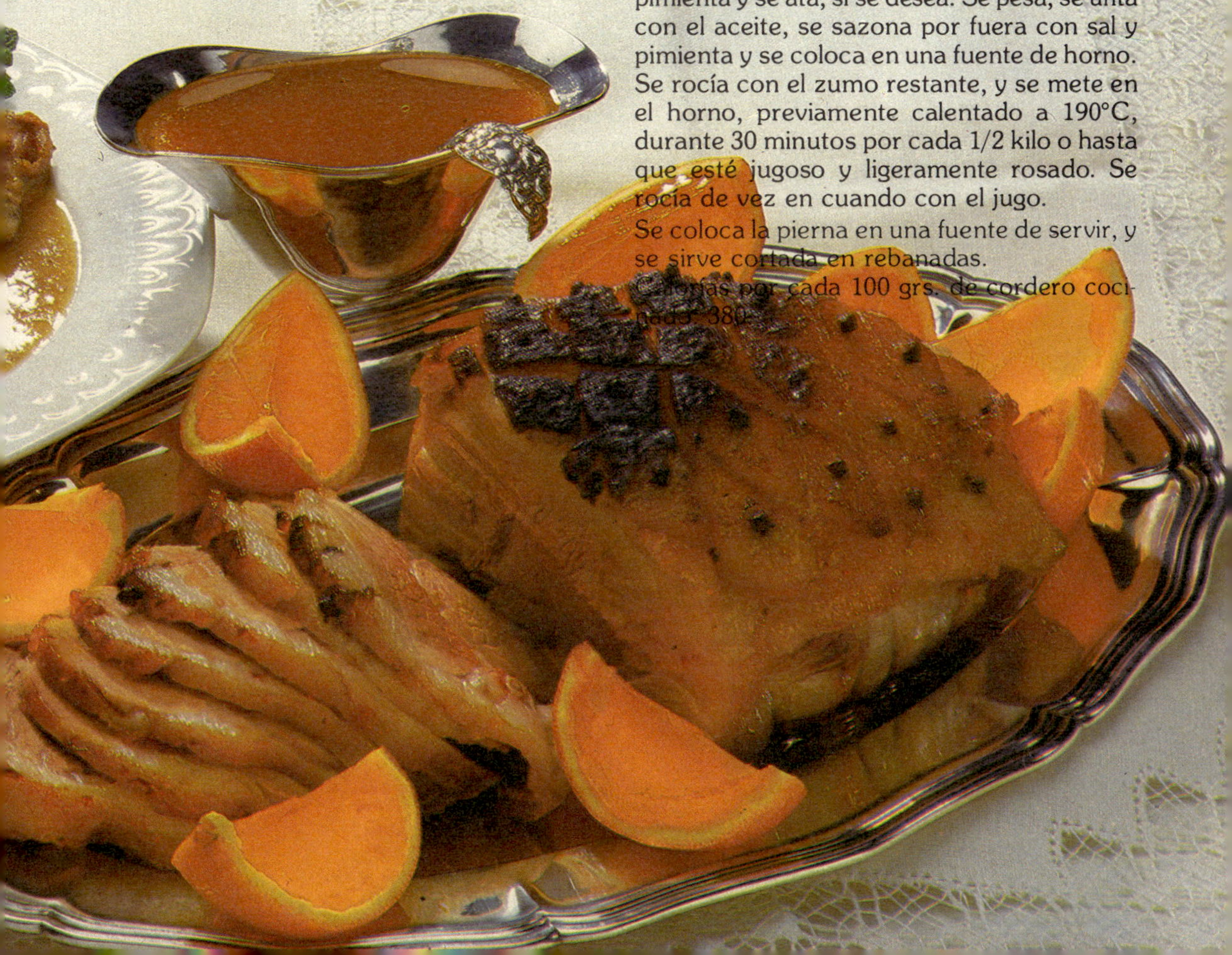

Jalea de uvas

Ingredientes:

150 mls. de agua hirviendo
15 grs. de gelatina en polvo
750 grs. de uvas verdes
Colorante verde
1/2 limón
225 grs. de requesón
2 yogures naturales

Se lavan bien las uvas y se dividen en tres partes: dos tercios para licuar, y el otro tercio, se pelan y se reservan.
Se pela el limón, desechando las pepitas, y se licua junto con los dos tercios de uvas, recogiendo el zumo en un recipiente de cristal. A continuación se disuelve la gelatina en el agua caliente, se añade el jugo de uvas y limón, y unas gotitas de colorante alimenticio verde. Se vierte en 6 copas y se reparten las uvas peladas entre las copas.
Seguidamente, se meten las copas en el frigorífico, inclinadas, hasta que el líquido cuaje. Mientras tanto, se bate el requesón hasta que esté suave. Se agregan los yogures, batiendo, y se vierte la mezcla en las copas. Se refrigera antes de servir.
Para 6 personas.
Calorías por ración: 110.

Molde de peras

Ingredientes:

5 peras grandes
15 grs. de gelatina
2 yogures naturales
1/2 limón
Edulcorante líquido artificial

Se lavan bien las peras, se trocean y se desecha el corazón y pepitas. Se pela el medio limón, se retiran las semillas y se trocea. Se licuan ambos, recogiendo el zumo en un recipiente de cristal.
Se endulza el zumo obtenido, al gusto, se ablanda la gelatina en dos cucharadas de zumo frío. A continuación, se vierte la mitad del zumo en un cazo, se pone al fuego y cuando esté caliente, se agrega la gelatina. Se remueve hasta que la gelatina se haya disuelto y se retira del fuego.
Seguidamente se mezcla con el zumo frío, y se deja enfriar hasta que empiece a cuajarse.

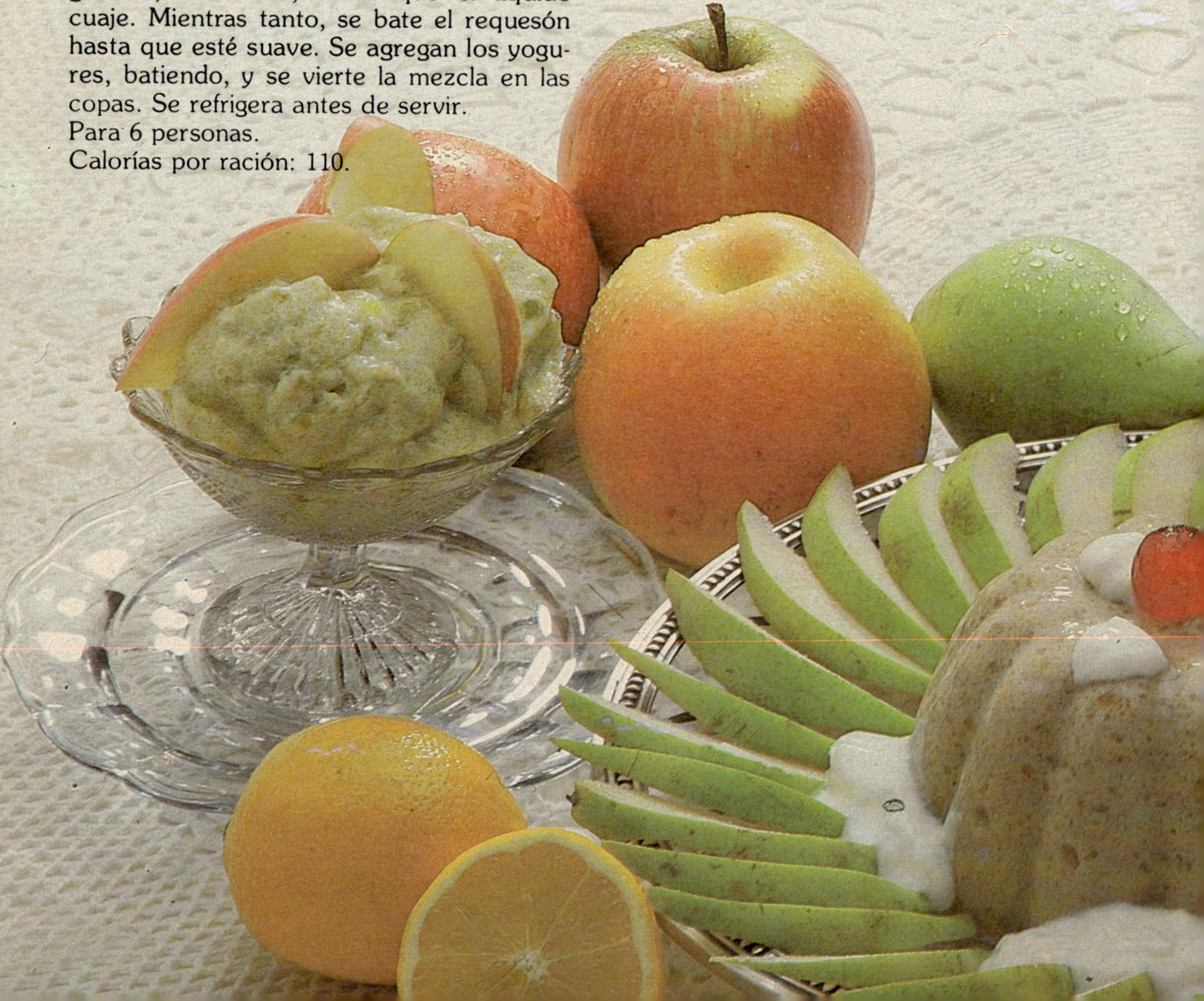

Batiendo, se incorporan los yogures, y se vierte toda la mezcla en un molde enjuagado. Se mete en el frigorífico para que cuaje.
Se sirve desmoldado y adornado con trocitos de pera y más yogurt.
Para 4 personas.
Calorías por ración: 75.

Mousse de manzana

Ingredientes:

1/2 kilo de manzanas
2 pomelos
3 cucharaditas de gelatina
Unas gotas de edulcorante artificial
1 clara de huevo
1 ó 2 gotas de colorante verde (opcional)
Una pizca de nuez moscada
1 limón

Se parten las manzanas en cuartos, reservando uno, cortado en rebanaditas muy finas, y troceando el resto. Se pelan el limón y los pomelos, troceándolos y desechando las pepitas, y se licuan todas las frutas.
Se vierte parte del zumo obtenido en un cazo, se calienta, se agrega la gelatina, y se remueve para que se disuelva. Se mezcla con el resto del zumo y se endulza al gusto.
Se vierte todo en una bandeja de hacer cubitos de hielo, y se mete en el congelador hasta que empiece a cuajarse.
Se bate la clara de huevo a punto de nieve muy dura. Se saca el zumo del congelador, se vierte en un cuenco y se bate hasta que forme espuma. Se añade el colorante y la nuez moscada, y se incorpora, batiendo, la clara de huevo.
A continuación se mete de nuevo en el congelador hasta que esté firme pero no sólida.
Para servir se vierte en copas, a cucharadas, y se adorna la superficie con las rebanaditas de manzana.
Para 4 personas.
Calorías por ración: 94.

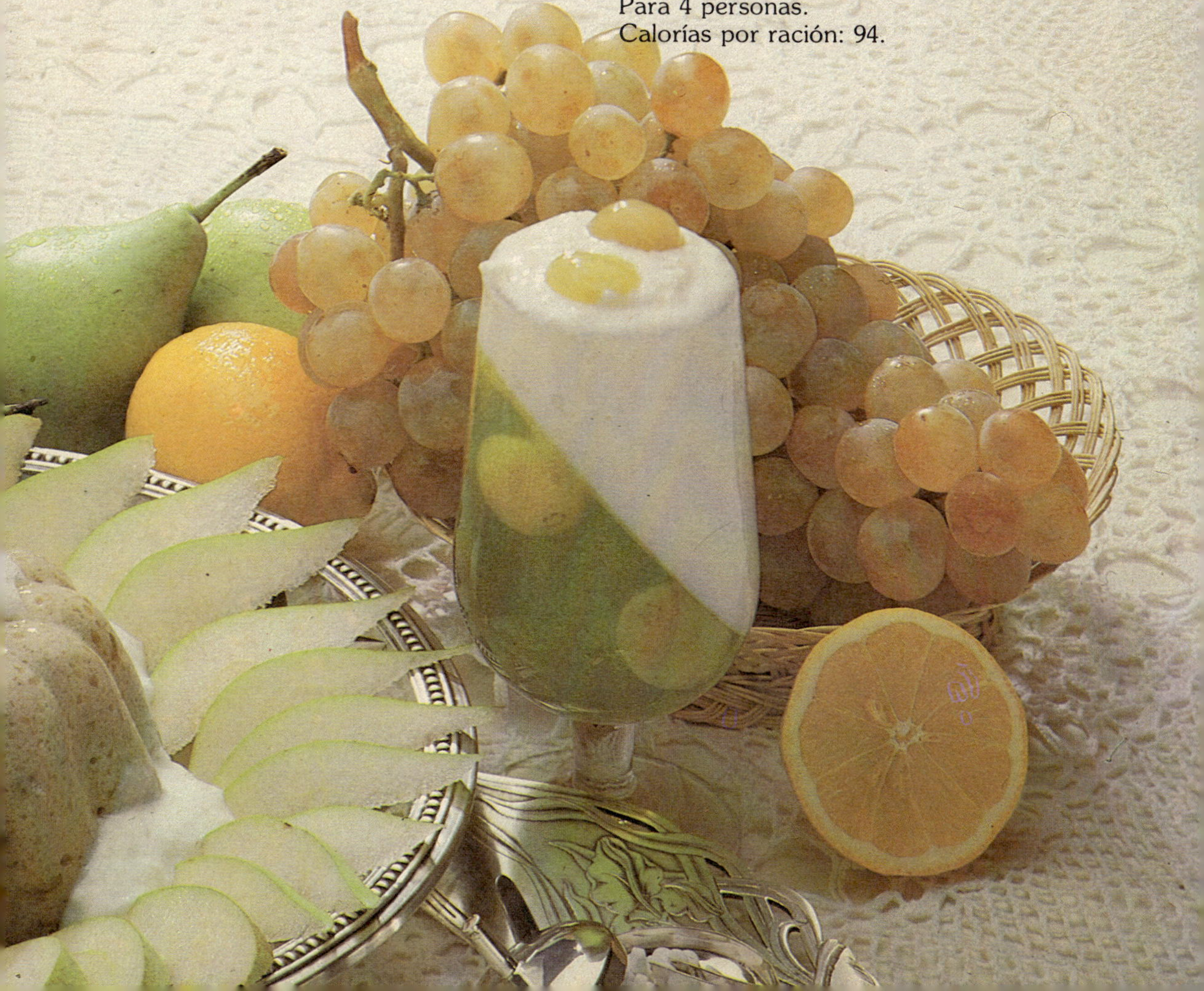

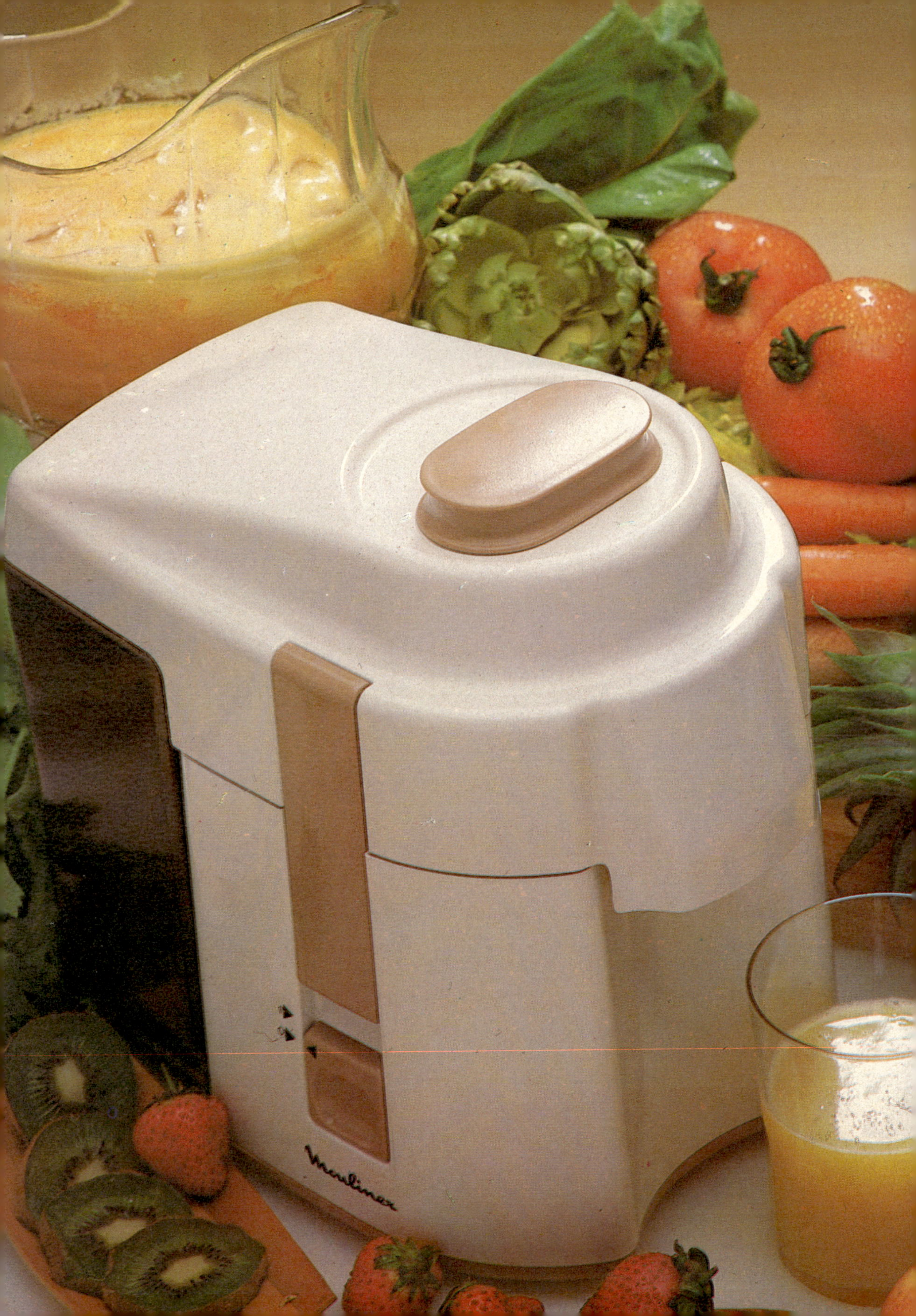

Cocine con su Licuadora

Más recetas, ahora de sopas, primeros y segundos platos, y un buen surtido de postres y bebidas

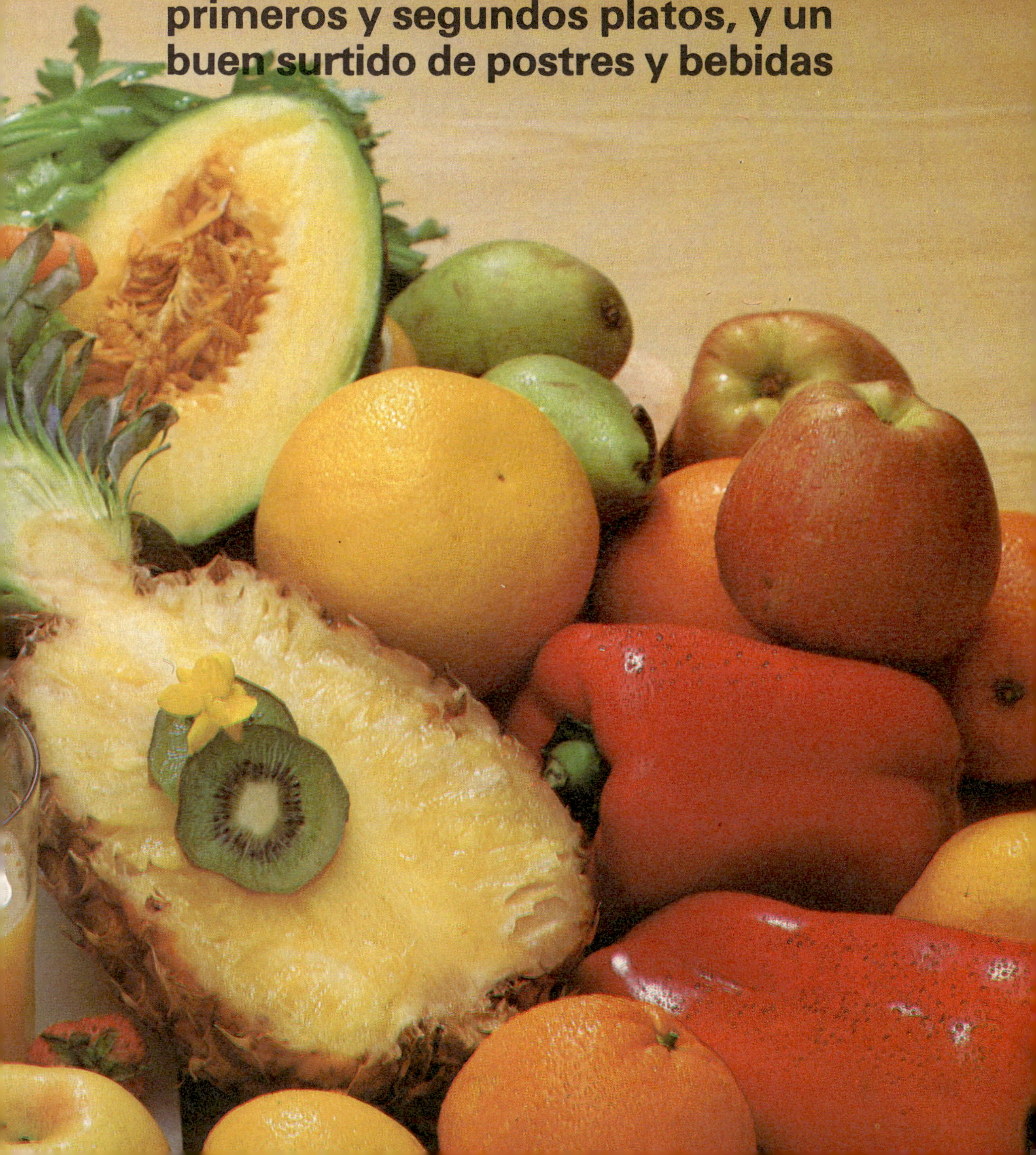

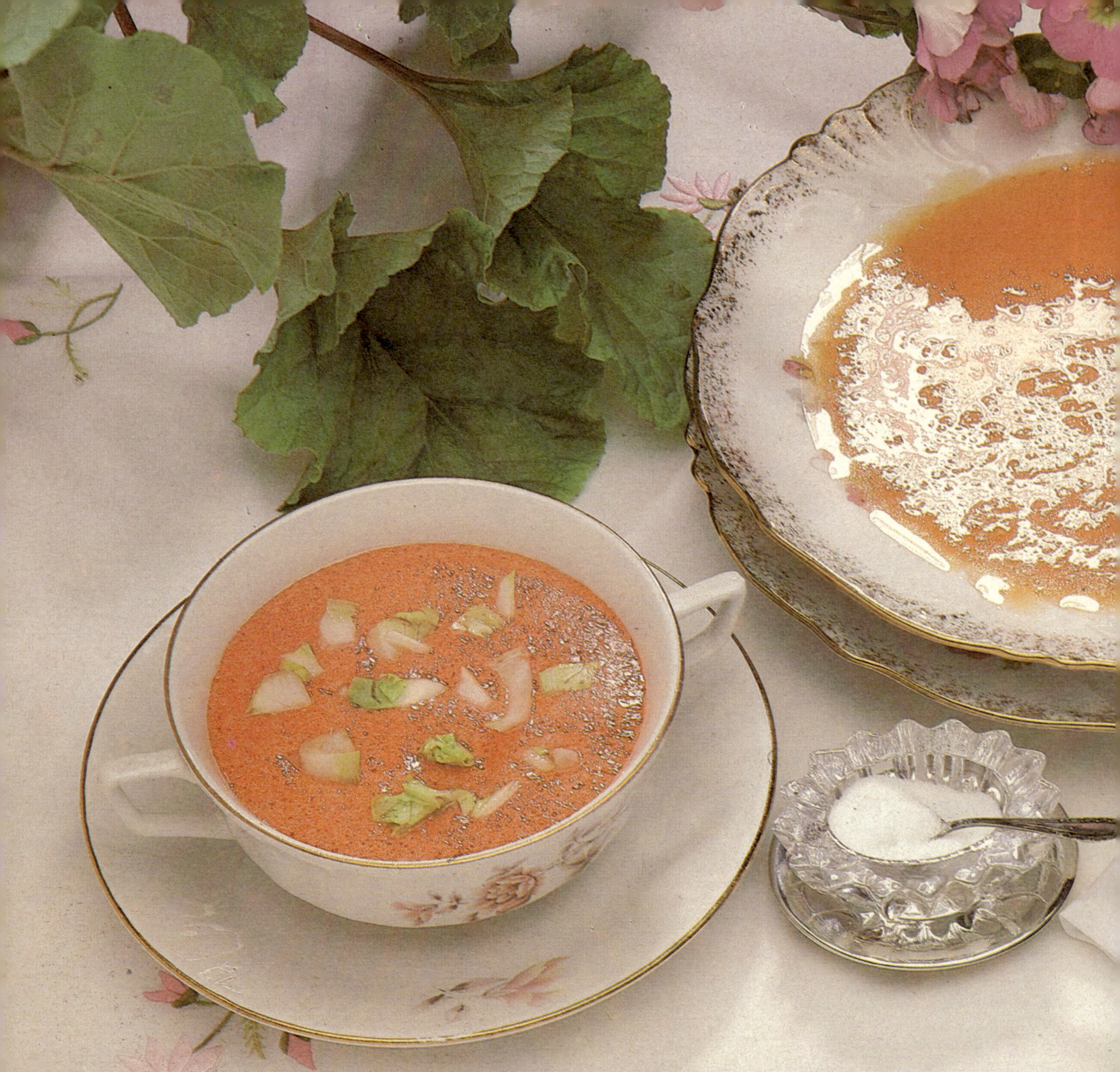

De izquierda a derecha: Sopa Marbella; Crema de verduras; Sopa veraniega.

Sopa Marbella

Ingredientes:

4 tomates maduros
1/2 cebolla
3 zanahorias
1 limón
2 pimientos rojos
1 diente de ajo
Sal
Un chorro de aceite
Un chorro de vinagre
Cubitos de hielo
1 endibia (opcional)

Se lavan los tomates y las zanahorias. Se pela la cebolla, el ajo y el limón, retirando las pepitas y se trocean. Se parten por la mitad los pimientos, desechando el corazón y semillas y se trocean.
Se coloca una jarra para recoger el zumo y se licuan todos los vegetales, menos la endibia.
Se agregan unos cubitos de hielo a la jarra, junto con el aceite, el vinagre y la sal al gusto.
Se corta la endibia en juliana, si se utiliza, se añade a la sopa fría y se sirve en tazas de consomé.
Para 4 personas.
Nota: La pulpa de las verduras licuadas para esta sopa, no la tire. Puede utilizarla para preparar la receta de Crema de verduras.

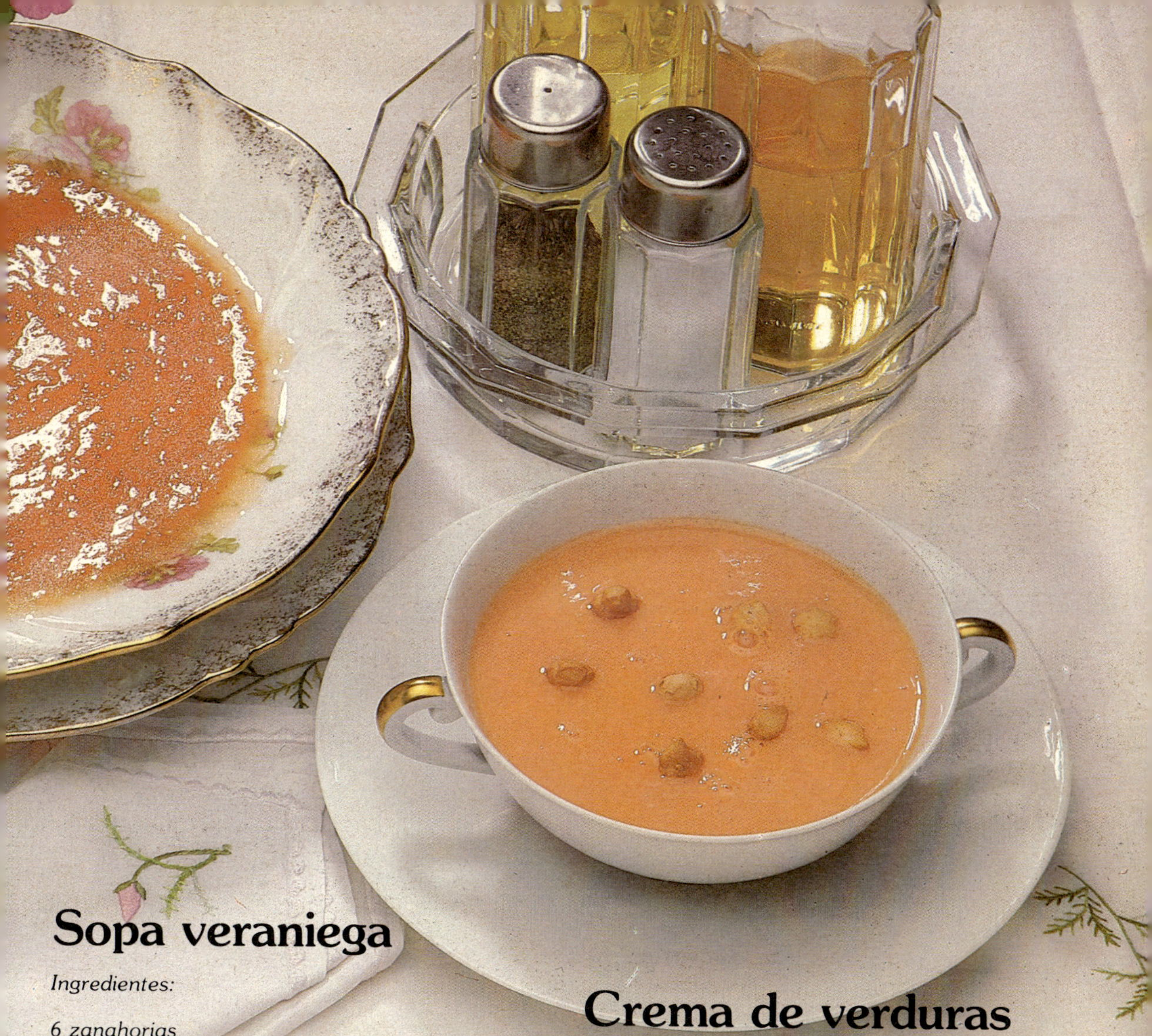

Sopa veraniega

Ingredientes:

6 zanahorias
1/2 cebolla
1 ajo
3 tomates
2 ramas de apio
Sal
1 limón
2 yogures

Se lavan bien los tomates y zanahorias, quitando a éstas una rodaja de la parte superior para retirar la parte verde. Se pela la cebolla, el ajo y el limón, y se limpia el apio.
Se coloca una jarra para recoger el zumo con unos cubitos de hielo, y se licuan las verduras. Se añaden a la jarra los yogures y sal al gusto, y se mezcla todo bien con una cuchara de madera.
Se mete en el frigorífico hasta el momento de servir, acompañada de unos dados de pan frito o tostado.
Para 6 personas.

Crema de verduras

Ingredientes:

La pulpa obtenida de las verduras licuadas de la receta de Sopa Marbella
2 cucharadas de puré de patatas instantáneo
50 grs. de mantequilla o margarina
Sal
Pimienta molida
1 litro de agua

En una cazuela se ponen 1 litro de agua y la pulpa de verduras. Se pone al fuego y se deja hervir durante 10 minutos. A continuación se añaden las 2 cucharadas de puré de patatas y la mantequilla o margarina, se remueve todo bien, se prueba y se condimenta al gusto.
Si se desea una crema más fina, se tritura con una batidora de varilla.
Se calienta si fuera necesario, y se sirve.
Para 4 personas.

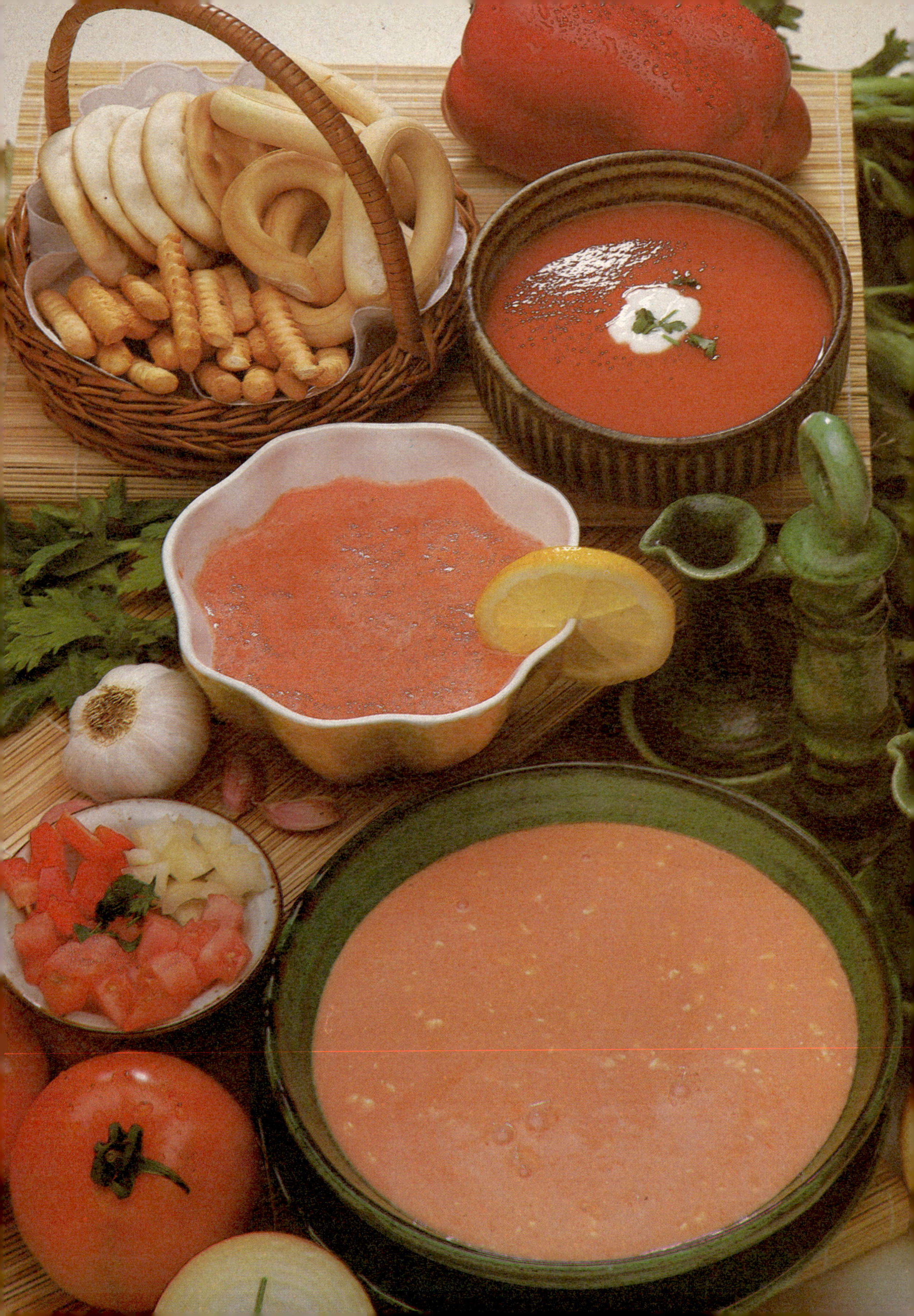

Sopa fría

Ingredientes:

1 pimiento rojo
1 manzana
1 cebolla
1 ajo
5 tomates muy maduros
1 limón
100 mls. de vinagre
Sal
Pimienta recién molida
2 cucharadas de mayonesa
3 cucharadas de aceite

Se trocea el pimiento y la manzana, desechando el corazón y semillas. Se pelan la cebolla, el ajo y el limón, y se lavan los tomates.
Se pone una jarra con unos cubitos de hielo para recoger el zumo y se licuan las verduras. Se añaden la mayonesa, el aceite, el vinagre, la sal y la pimienta. Se remueve todo bien con una cuchara de madera, se prueba, se rectifica la sazón, y se sirve en tazas de consomé.
Para 4 personas.
Nota: Con la pulpa de las verduras, puede preparar un sofrito con un poco de aceite, sazonándolo al gusto, que le servirá para acompañar a huevos fritos, carnes o pescados.

Sopa de jugo de tomate

Ingredientes:

1/2 litro de caldo desgrasado (puede prepararse con una pastilla de caldo de carne o de ave)
750 grs. de tomates
2 cucharadas de jerez seco
1 cucharada colmada de maizena ó 1 cucharada rasa de fécula de patata
4 cucharadas soperas de nata líquida
Sal
Perejil picado

Se lavan y se licuan los tomates.
Se vierte el caldo en un cazo junto con la maizena desleída en un poquito de agua fría, y se pone al fuego dejándolo hervir durante un par de minutos para que espese ligeramente.
A continuación se añade al caldo el jugo obtenido de los tomates, se remueve, y se agrega el jerez. Se prueba y se ajusta el condimento. Si se va a servir caliente, se tiene cerca del fuego para que no se enfríe, pero sin dejarla hervir, y en el momento de servir se añade a cada plato o cuenco, una cucharada de nata líquida y encima de ésta un poco de perejil finamente picado.
Para 4 personas.

Gazpacho

Ingredientes:

5 tomates grandes
1 pepino pequeño
1 pimiento verde
1 ajo
1/2 cebolla
Un chorro de aceite
Un chorro de vinagre
Sal
Pimienta

Se lavan los tomates, y se trocean. Se pelan el pepino, el ajo y la cebolla, y se trocean. Se trocea el pimiento desechando las membranas y las pepitas. Se separa un poco de cada ingrediente picándolo en juliana, y se reserva.
Se coloca un recipiente para recoger el zumo, y se licuan todos los ingredientes. Se sazona el zumo obtenido con sal y pimienta. Se añade aceite y vinagre, y unos cubitos de hielo, y se remueve bien para que quede mezclado y se enfríe. Se puede agregar un poco de agua fría si hubiera quedado demasiado espeso.
Se sirve muy frío en tazas de consomé, adornado con una rodaja de limón.
En un platito aparte, se colocan las verduras picadas, para añadir al gusto.
Para 4 personas.

De arriba a abajo: Sopa de jugo de tomate; Gazpacho; Sopa fría.

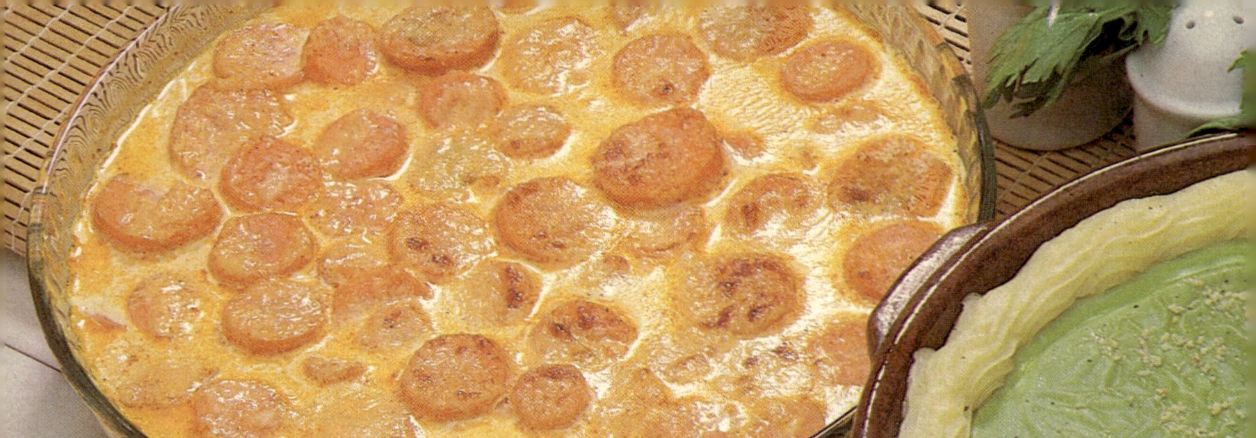

Zanahorias gratinadas en su jugo

Ingredientes:

1 kilo de zanahorias
200 grs. de jamón serrano
1 taza de desayuno de nata líquida
Sal
Nuez moscada
Perejil finamente picado
50 grs. de mantequilla
2 cucharadas de puré de patatas instantáneo
Queso rallado, opcional

Se raspan la mitad de las zanahorias, se cortan en rodajas finitas y se ponen al fuego en un cazo con agua, sin sal.
Se unta una fuente refractaria con la mitad de la mantequilla, y cuando las zanahorias están cocidas, se ponen en la fuente.
Se pica el jamón muy menudo, y se vierte sobre las zanahorias. A continuación, se lavan bien el resto de las zanahorias y se licuan, recogiendo el zumo en un recipiente.
En un cazo se derrite el resto de la mantequilla, y removiendo con una cuchara de madera, se va añadiendo poco a poco el zumo obtenido de las zanahorias licuadas.
Se cuece durante 4 ó 5 minutos, y seguidamente, se agrega la nata líquida, removiendo constantemente. Cuando la salsa quede ligada, se apaga el fuego y se añade al cazo el puré de patatas instantáneo, se mezcla bien, y se sazona con sal y nuez moscada. Se vierte esta crema por encima de las zanahorias preparadas en la fuente, se espolvorea el queso, si se utiliza, y el perejil, y se mete en el gratinador del horno, previamente calentado, para que se dore la superficie.
Se sirve directamente en la fuente.
Para 6 personas.

Acelgas gratinadas

Ingredientes:

1 kilo de acelgas
75 grs. de queso Gruyere, rallado
3 cucharadas de pan rallado
1/2 litro de leche
1 cucharada de mantequilla
2 cucharadas colmadas de harina
Sal
Pimienta negra recién molida
Nuez moscada

Se limpian las acelgas, quitando las telillas de los tallos blancos. Se separa la parte verde de la blanca, y se corta esta última en trozos de 5 ó 6 cms.
Se pone una cacerola con agua al fuego, se sazona y se echan los tallos de las acelgas, dejándolos hervir durante 15 ó 20 minutos.
En una fuente refractaria, engrasada con mantequilla se pone una capa de tallos de acelgas, se sazonan con sal y pimienta y se espolvorean con la mitad del queso. A continuación se pone otra capa de acelgas.
Mientras que cuecen los tallos se lavan bien las hojas verdes de las acelgas, y se licuan, obteniendo un zumo verde intenso.
Se prepara una bechamel clarita con la mantequilla, el harina y la leche, se añade el zumo verde de las acelgas, sal y un pellizco de nuez moscada. Se preparan los tallos de acelga como hemos indicado, y se vierte la bechamel por encima. Se espolvorea con el queso restante y el pan rallado, y se mete en el gratinador del horno durante unos minutos, hasta que esté dorada. Se sirve caliente.
Para 4 personas.
Nota: Este plato queda muy atractivo adornando la superficie con puré de patatas, antes de meterlo bajo el gratinador.

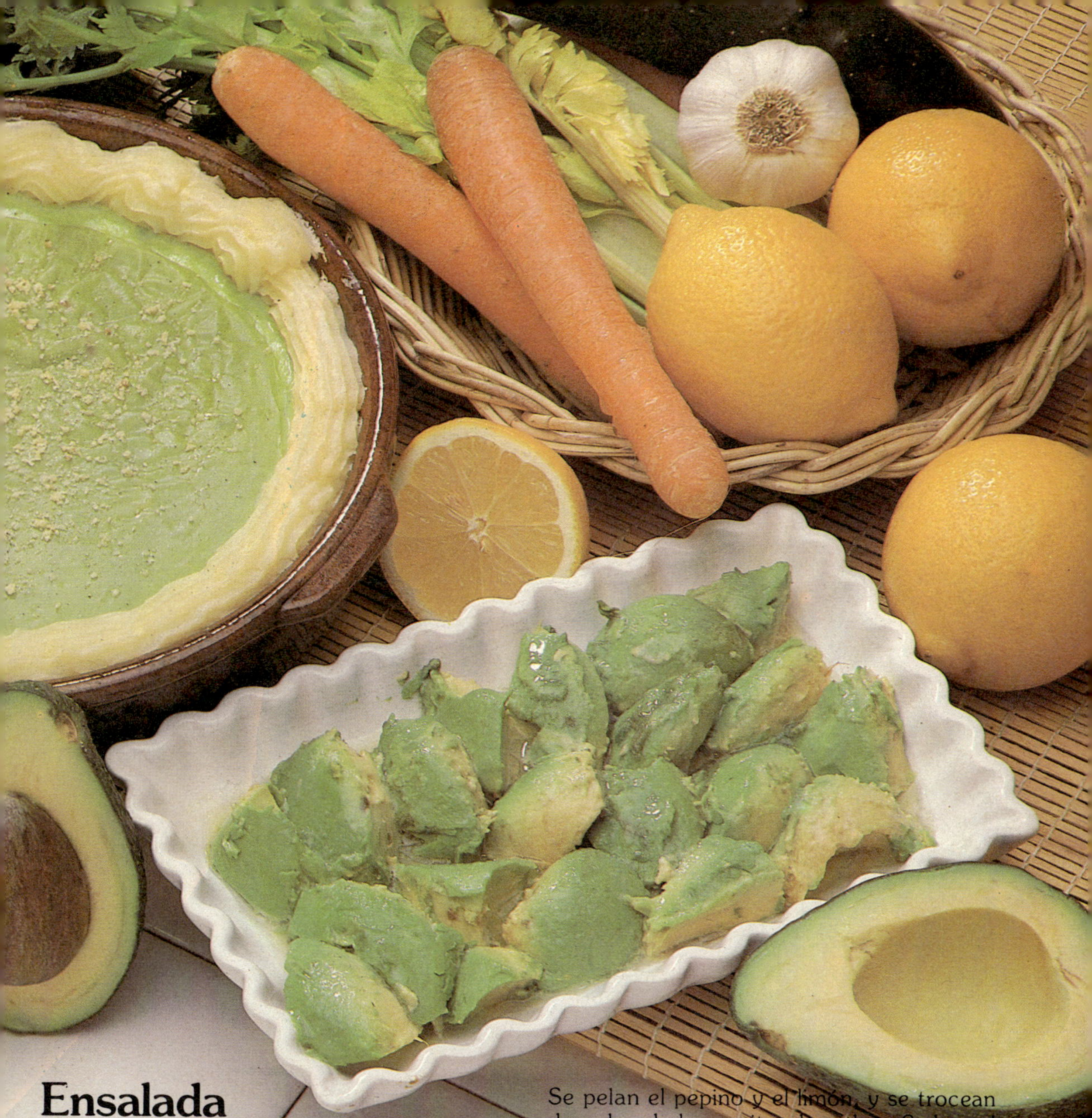

Ensalada de aguacates con apio y pepino

Ingredientes:

2 aguacates de buen tamaño
1 cucharada de vinagre
5 cucharadas de aceite
1 cogollo de apio
1 pepino grandecito
2 dientes de ajo
Sal
Pimienta negra recién molida
1 limón

Se pelan el pepino y el limón, y se trocean desechando las pepitas de ambos. Se lava el cogollo de apio y se trocea. Se pelan los dientes de ajo, y se licua todo, recogiendo el zumo en un cuenco de cristal.
Al jugo obtenido, se le añaden el aceite, la sal y la pimienta, batiendo todo bien.
Se parten los aguacates por la mitad, se deshuesan y se extrae la pulpa con ayuda de una cucharita de las de café, para que quede con forma de bolita.
Se vierte en una ensaladera, se agrega el aliño que teníamos preparado, se remueve ligeramente, y se mete en el frigorífico para servirlo muy frío.
Para 4 personas.

Lomo de cerdo con naranja

Ingredientes:

1 kilo de cinta de lomo fresca
5 naranjas
4 cucharadas de aceite
1/2 limón
4 dientes de ajo
Perejil picado
Sal
Pimienta negra recién molida

Se limpia el lomo, y se ata para que no pierda la forma, y se sazona.
Se pone una sartén en el fuego, con el aceite, se dora la carne y se pasa a una fuente de horno refractaria.
Se pelan las naranjas y el medio limón, se trocean desechando las pepitas, y se licuan, recogiendo el zumo en un recipiente.
En el aceite que ha quedado en la sartén, se doran los ajos, sin trocear, y se añade, poco a poco el zumo. Se remueve bien durante 2 ó 3 minutos y se vierte sobre el lomo.
Se mete la fuente en el horno, previamente calentado a temperatura media, y se deja hasta que esté asado.
Se saca del horno, se coloca en una fuente de servir, y se adorna con rodajas de naranja. Se pone la fuente del horno sobre el fuego, y se deja unos minutos, removiendo, para reducir la salsa.
Se sirve en salsera aparte, con el perejil finamente picado.
Para 6 personas.

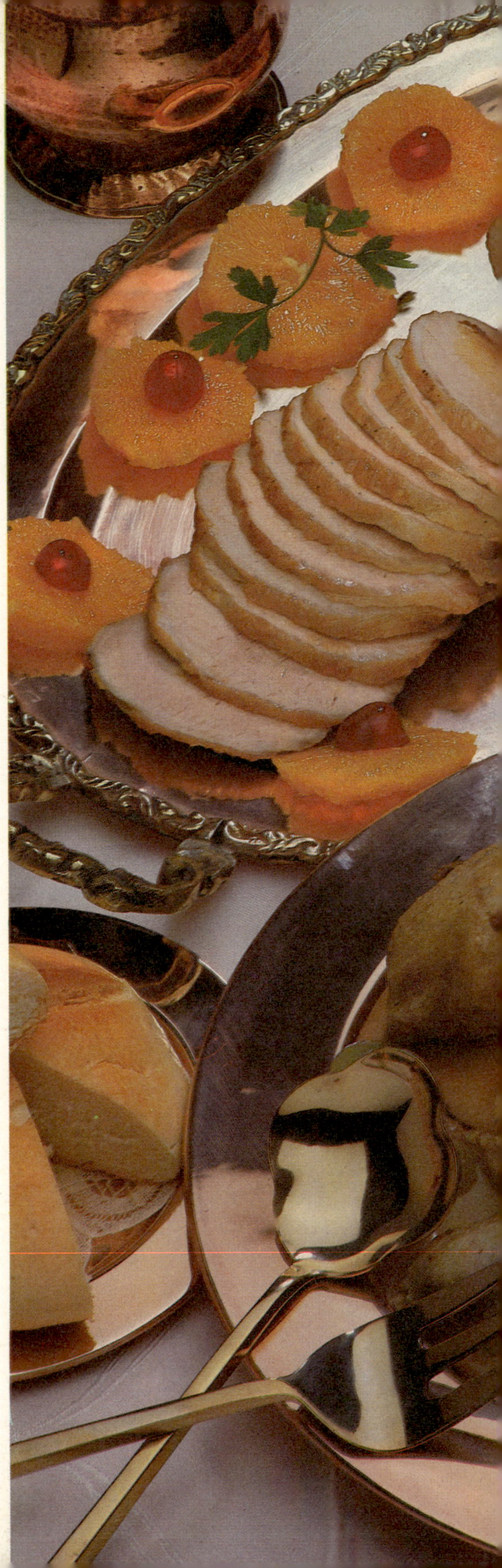

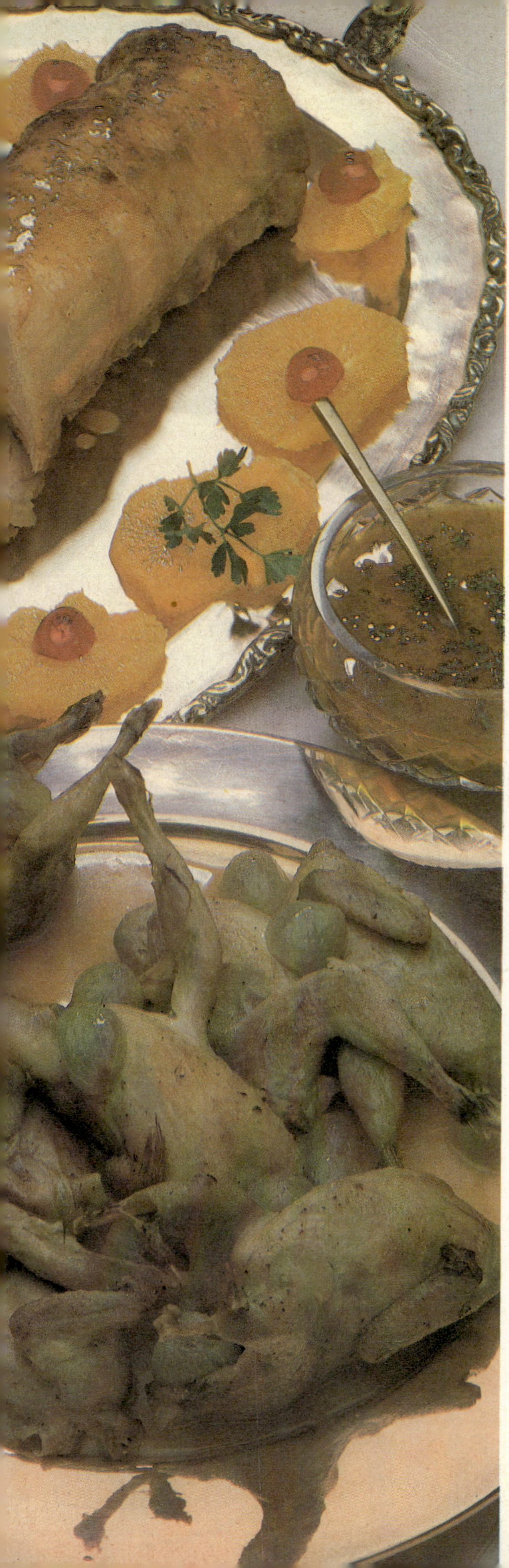

Codornices con uvas

Ingredientes:

8 codornices, bien limpias
40 grs. de mantequilla o margarina
3/4 kilo de uvas blancas
Una copita de jerez
1 cucharadita de harina
Sal
Pimienta negra recién molida
Un chorrito de agua

Se pasan por la llama las codornices, para quemar cualquier resto de plumas. Se lavan y se secan.
Se pone al fuego una cazuela con 30 grs. de mantequilla, y se doran las codornices. Se sazonan con sal y pimienta, se agrega el jerez, y un chorrito de agua, y se dejan cocer a fuego moderado durante 25 minutos. Se aparta la cazuela del fuego, se sacan las codornices, se colocan en una fuente de servir, se trocean, y se reservan calientes.
Mientras tanto, se lavan las uvas y se reserva una tercera parte de las mismas. Se licuan las dos terceras partes restantes.
Se vierte el zumo obtenido en la cazuela donde han cocido las codornices, y se hierve 3 ó 4 minutos. Se añade a la cazuela la mantequilla restante y el harina, removiendo para que no salgan grumos. Cuando empiece a hervir la salsa, se añaden las uvas que teníamos reservadas, previamente peladas y sin pepitas, se remueve todo con una cuchara de madera, y se vierte la salsa sobre las codornices.
Se sirven muy calientes.
Para 4 personas.

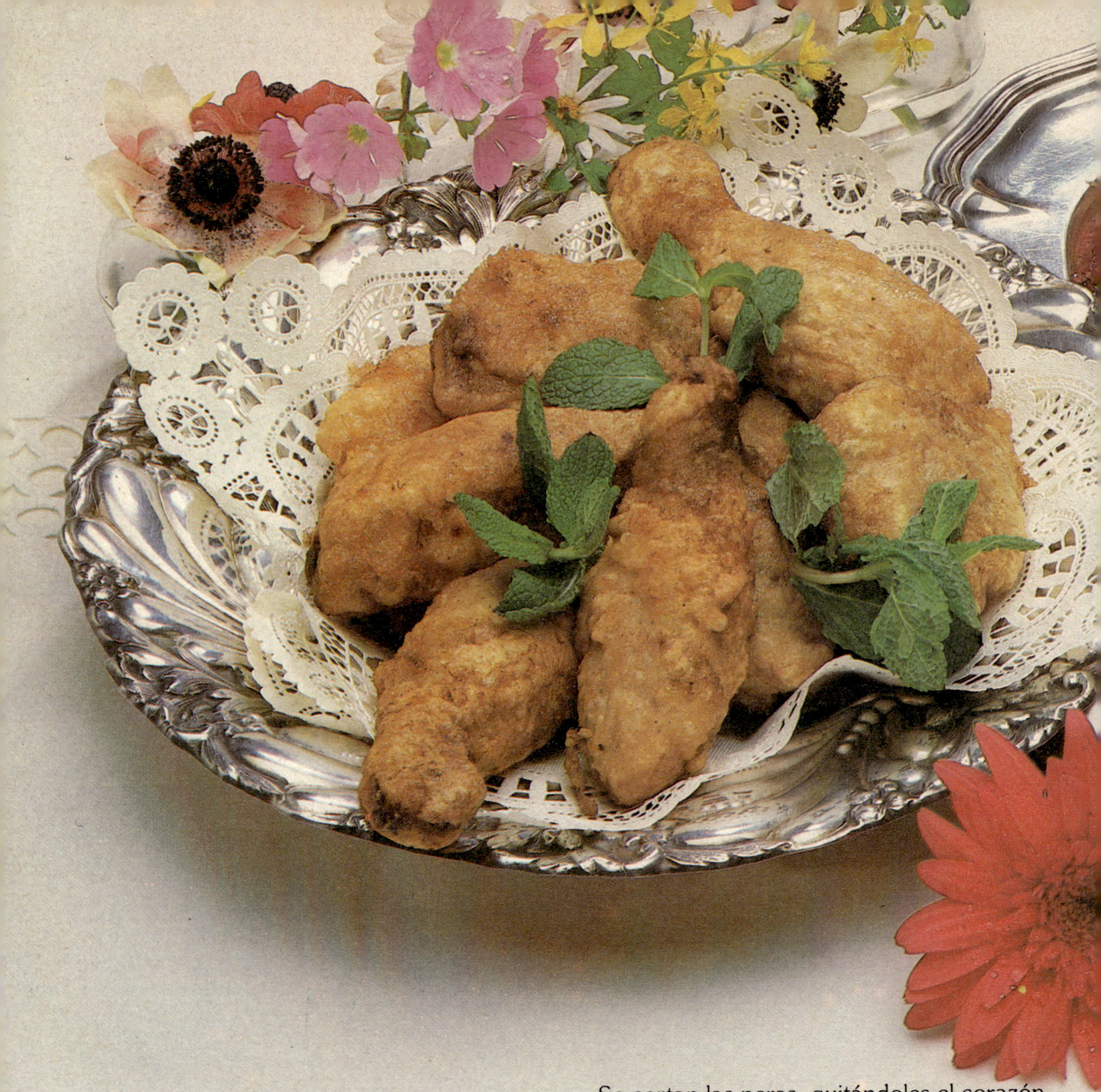

Pollo con peras

Ingredientes:

1 pollo de 1 1/2 kilos, troceado no muy grande
750 grs. de peras
Un manojo grande de hierbabuena
Sal
Pimienta negra recién molida
1/2 limón
2 huevos, batidos
Harina para rebozar
Aceite abundante para freír

Se cortan las peras, quitándoles el corazón, y se licuan junto con la hierbabuena, intercalando ambas con el limón, pelado.
Se coloca el pollo en una fuente honda, y se vierte el zumo obtenido por encima. Se deja macerar un mínimo de 6 horas.
Se vierte el aceite en la sartén y se pone al fuego para que se caliente.
Se escurre el zumo que quede en la fuente del pollo, se sazona éste con sal y pimienta negra, y se reboza primero en harina, y luego en huevo. Se fríen los trocitos de pollo hasta que estén dorados y se van colocando en una fuente de servir.
Se sirve caliente y se puede acompañar con ensalada.
Para 4 personas.

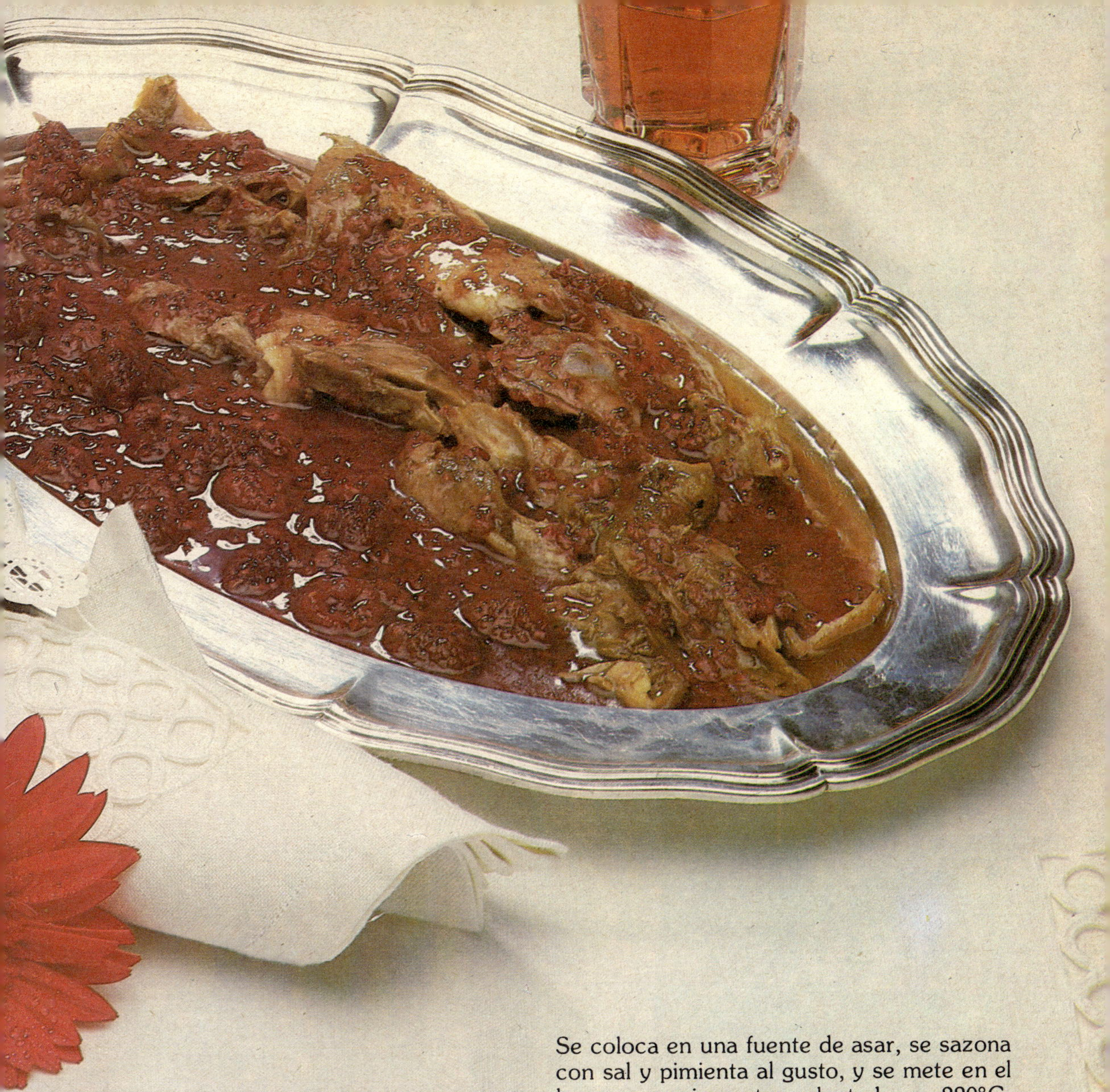

Pato con frambuesas

Ingredientes:

1 pato de 1 kilo aproximadamente
1/2 kilo de frambuesas
1 copita de brandy
Sal
Pimienta negra recién molida

Se lava el pato y se seca bien. Una vez preparado para asar, se vierte dentro del mismo el brandy para que se empape, y se tira el sobrante.
A continuación, se dividen las frambuesas en tres partes, y se rellena el pato con una de ellas, no es necesario coserlo.
Se coloca en una fuente de asar, se sazona con sal y pimienta al gusto, y se mete en el horno, previamente calentado a 220°C, 425°F, durante 45 minutos o hasta que esté tierno.
Se saca el pato del horno, se deshuesa y se corta en filetes, colocándolos en una cazuela o sartén grande.
Se licua otro tercio de las frambuesas, recogiendo el jugo en un cazo, al que se añade la grasa y el jugo que ha soltado el pato, y las frambuesas con las que estaba relleno. Se mezcla todo bien y se riegan los filetes de pato. Se agregan las frambuesas restantes, y se pone al fuego para que dé un hervor.
Se prueba, se rectifica la sazón y se sirve con la salsa con frambuesas en salsera aparte o en el mismo plato.
Para 4 personas.

Salsa de zumo de frutas

Ingredientes:

1 bote de melocotón de 1 kilo
1 bote de piña de 1 kilo
4 naranjas
2 limones
2 cucharadas colmadas de maizena
4 huevos
250 grs. de azúcar

Se pelan y trocean las naranjas y los limones, desechando las pepitas, y se licuan junto con los melocotones y la piña recogiendo el zumo en un cazo. Se vierte en el cazo con el zumo, la maizena, el azúcar y los huevos, previamente batidos. Se pone el cazo al fuego y se mantiene durante 10 minutos, sin dejar de remover, para que espese.
Se vierte en un cuenco de cristal o en cuencos individuales y se mete en el frigorífico para que se enfríe.
Se sirve muy fría acompañada, si se desea, de nata montada.
Para 6 personas.

De izquierda a derecha:
Salsa de zumo de frutas;
Crema de limón;
Copa Tropical.

Crema de limón

Ingredientes:

5 limones
200 grs. de mantequilla o margarina
400 grs. de azúcar
6 yemas de huevo
3 claras de huevo

Se pelan 4 limones y se trocean, desechando las semillas. Se trocea el limón restante pero sin pelarlo.
Se coloca un cazo para recoger el zumo y se licuan los cinco limones.

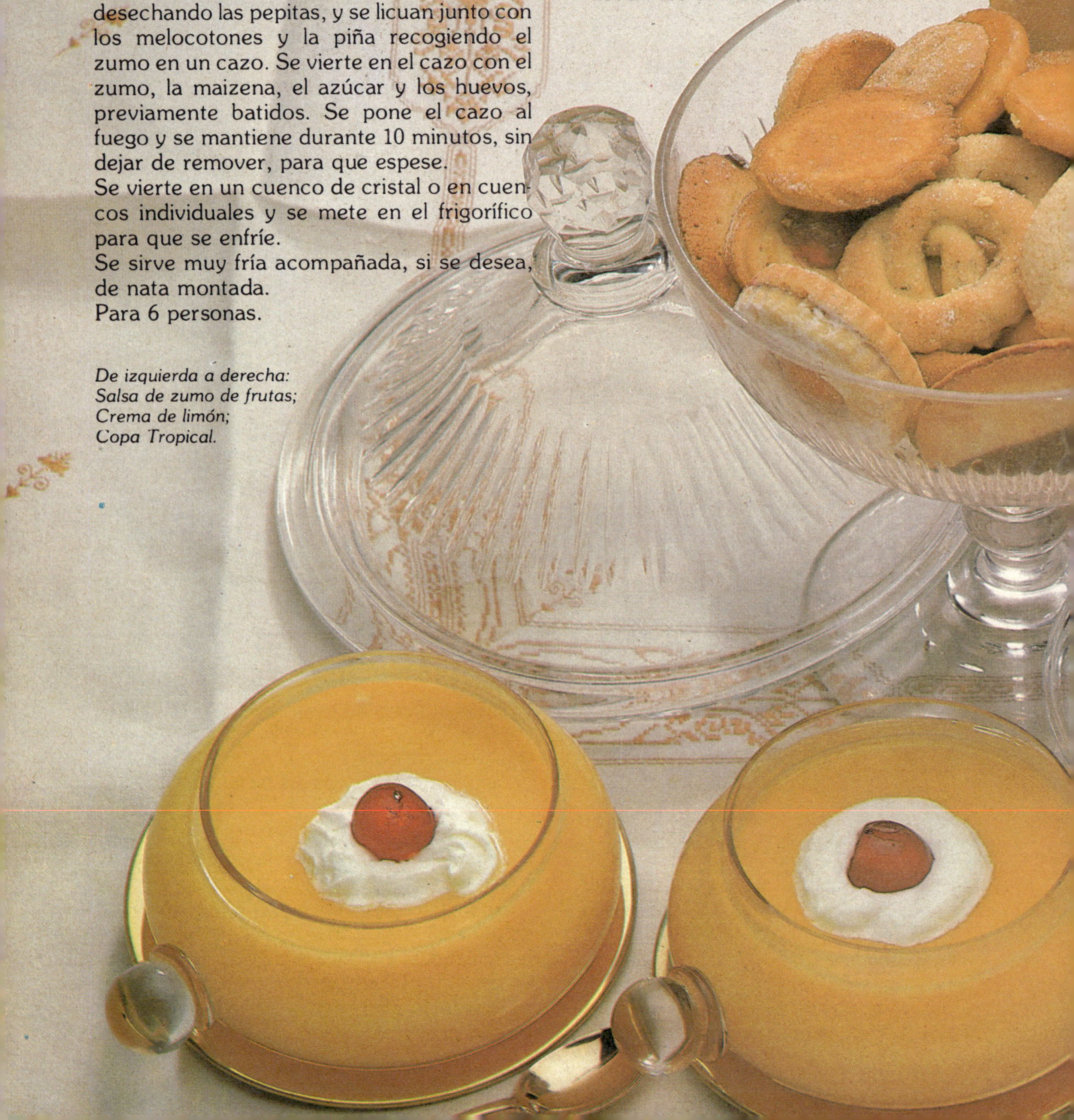

Se baten bien las yemas y claras de huevo, a continuación se les añade el azúcar, se baten de nuevo y se incorpora la mezcla al zumo de limón. Se agrega la mantequilla y se pone el cazo en el fuego, al baño María. Se mueve la mezcla, constantemente, con una cuchara de madera hasta que espese, pero teniendo cuidado de que no hierva.
Cuando ha espesado, se enfría ligeramente, introduciendo el cazo en un bol con agua fría, removiendo la crema constantemente, y cuando deja de humear, se vierte en frascos de cristal de cierre hermético.
Esta crema es deliciosa con tostadas o galletas para desayunos y meriendas. También resulta perfecta para rellenar tartas.

Copa tropical

Ingredientes:

2 melocotones
2 naranjas
2 limones
1 1/2 plátanos

Se pelan los melocotones, desechando los huesos, y se pelan las naranjas y limones, retirando las pepitas.
Se coloca una jarra con unos cubitos de hielo para recoger el zumo, y se licuan las frutas. Se pelan los plátanos, se parten en rodajitas muy finas o pequeños dados, y se añaden al zumo.
Se sirve bien fría, acompañada de una bola de helado de naranja o de limón si se desea.
Para 4 personas.

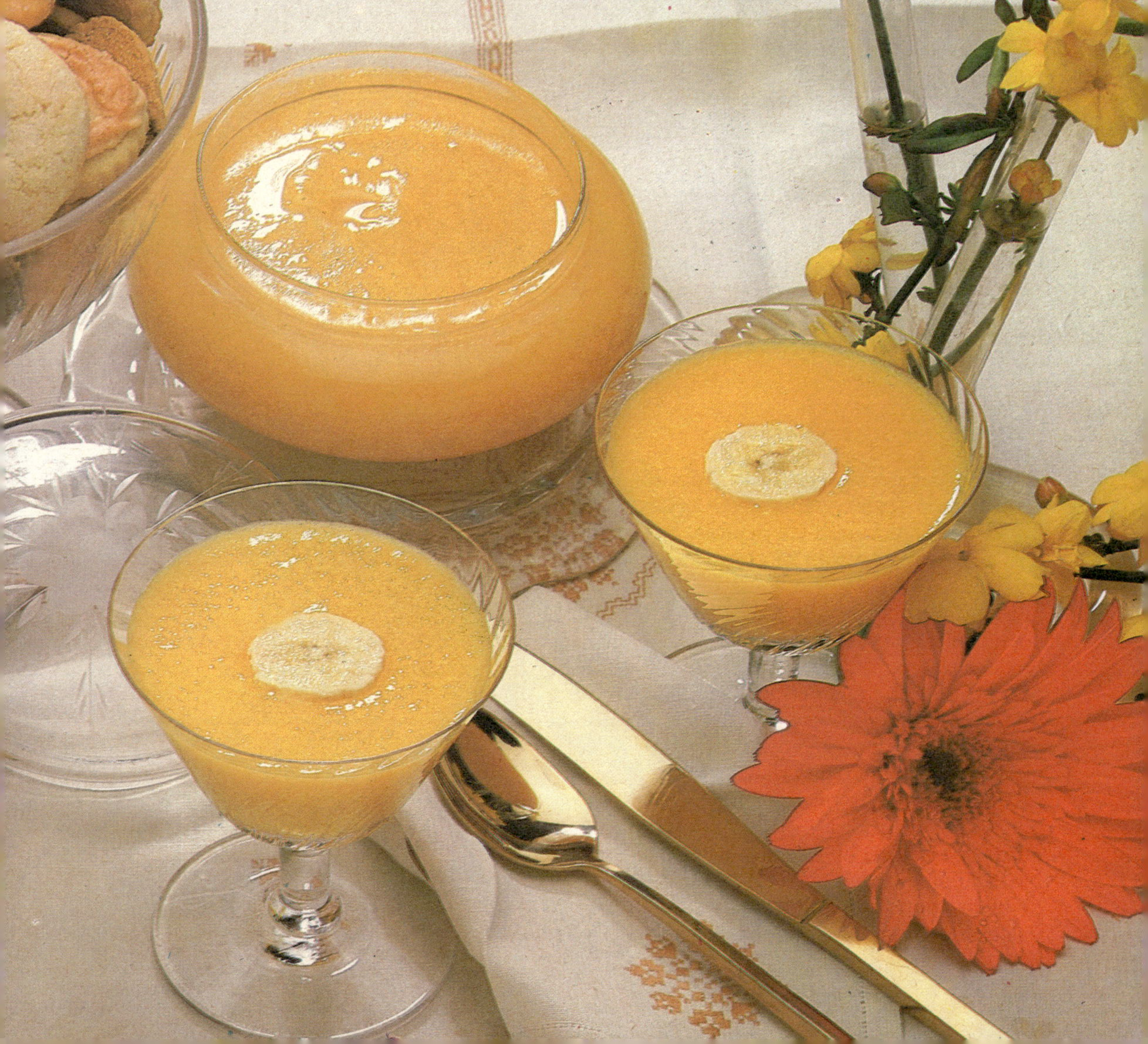

Crema de naranja

Ingredientes:

4 naranjas
1 limón
3 cucharadas de agua
1 cucharadita de maizena
Una tira de cáscara de limón
2 cucharadas de Curaçao o Cointreau

Se pelan las naranjas y limón, reservando una tira de cáscara de limón. Se trocean y se desechan las pepitas.
Se coloca un cazo para recoger el zumo y se licuan las naranjas y limón.
A continuación, se disuelve la maizena en el agua, se agrega al cazo donde tenemos el jugo, se añade la cáscara de limón, y se pone al fuego, dejándolo cocer, removiendo constantemente, durante unos minutos hasta que espese.
Se deja enfriar ligeramente, se añade el Curaçao o Cointreau, se mezcla bien, y se vierte en un cuenco de cristal.
Se mete en el frigorífico para que se enfríe, y se sirve directamente.
Para 4 personas.

Compota Brec

Ingredientes:

1/4 kilo de peras
1/2 kilo de manzanas
2 limones
1 naranja
Azúcar

Se parten las peras y manzanas, desechando el corazón y semillas, y se pelan la naranja y los limones, retirando las pepitas. Se coloca una jarra para recoger el zumo, y se licuan las frutas.
El zumo obtenido se guarda aparte, ya que no se utiliza para la compota.
Se pesa y se pone la pulpa de las frutas en un cazo junto con igual cantidad de azúcar. Se pone al fuego y se deja hervir, removiendo durante 10 minutos. Se deja enfriar, y se vierte en un cuenco de cristal, o en un frasco de cristal de cierre hermético si no se desea utilizar ese mismo día.
Para 4 personas.
Nota: Con el zumo obtenido y unos cubitos de hielo, tendrá un zumo de frutas delicioso y lleno de vitaminas para los niños.

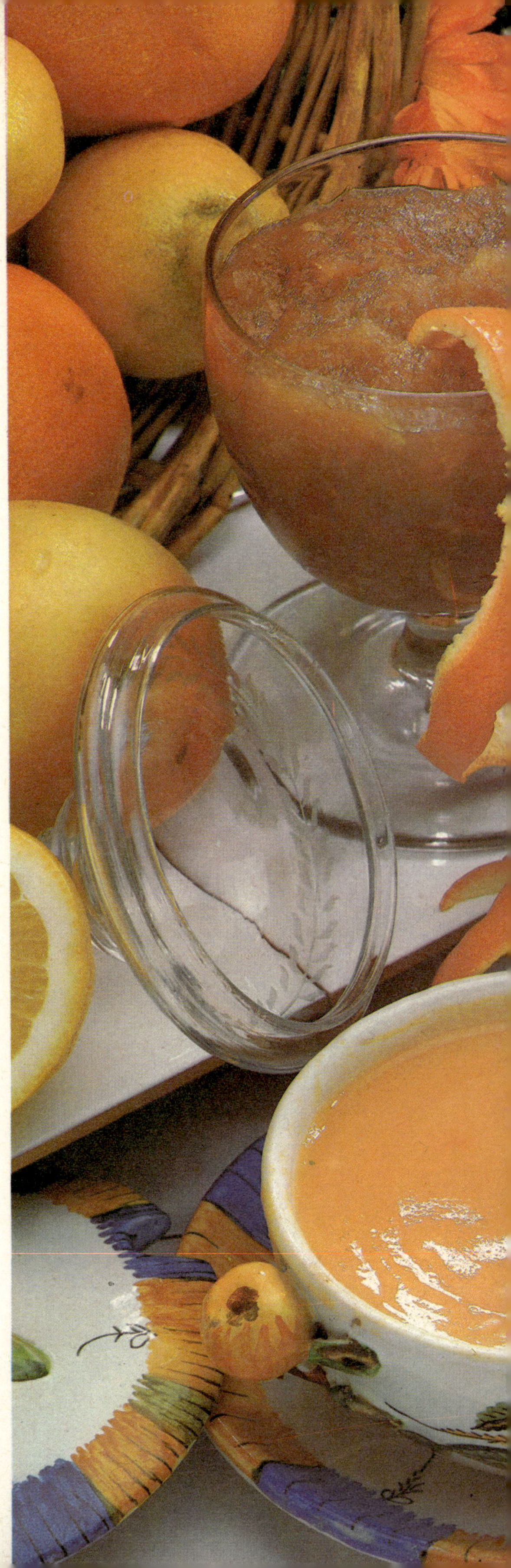

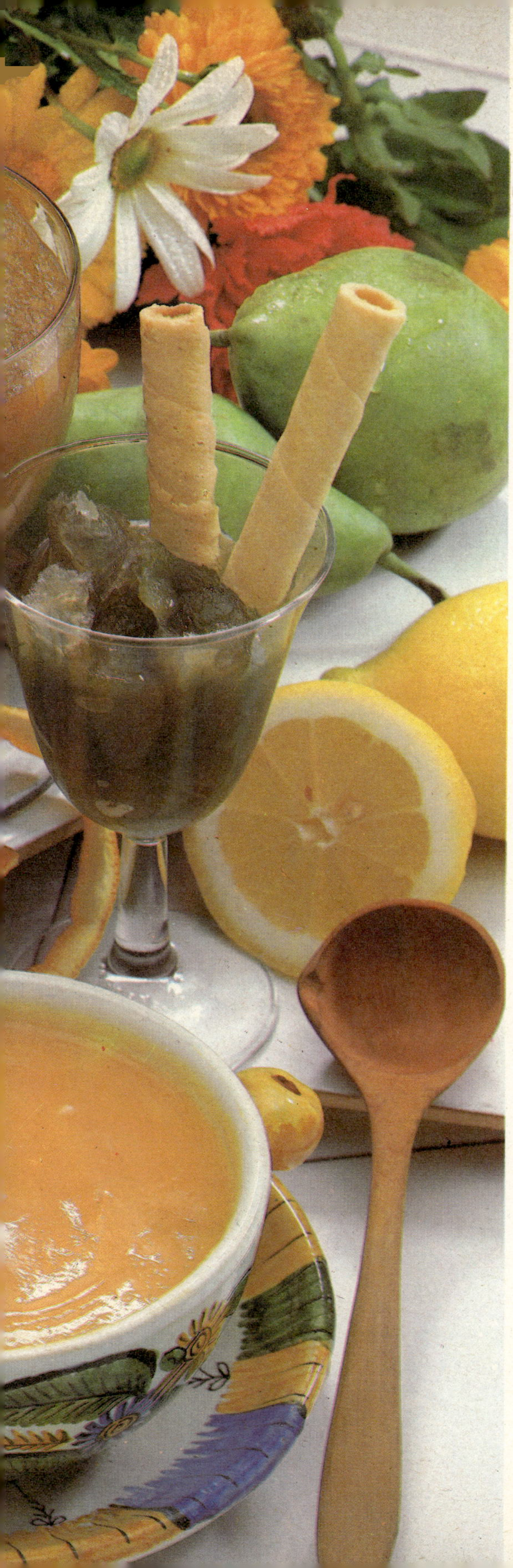

Sorbete de pera

Ingredientes:

1 kilo de peras
1 copa de Calvados (opcional)
250 grs. de azúcar
250 mls. de agua

Se parten las peras, se desechan el corazón y semillas, y se trocean.
Se coloca un cazo para recoger el zumo, y se licuan las peras. A continuación se añade al jugo obtenido la copa de Calvados, si se utiliza, el agua y el azúcar. Se pone el cazo al fuego y se deja hervir durante 5 minutos, removiendo de vez en cuando.
Se aparta del fuego, se vierte el jugo en un recipiente de cristal, y se deja enfriar.
Cuando esté frío, se mete en el congelador y se deja durante media hora. Se saca del congelador, se bate con un batidor y se vuelve a meter en el congelador. Se saca de nuevo, a los 20 minutos, se vuelve a batir, y se repite la operación 1 ó 2 veces más hasta que esté consistente pero no helado.
Se sirve en copas o cuencos de cristal.
Para 4 personas.
Nota: Siguiendo este mismo sistema se pueden preparar sorbetes de manzana, melón, sandía, uvas blancas o negras, etc.

De arriba a abajo: Compota Brec; Sorbete de pera; Crema de naranja.

Pastel de manzanas

Ingredientes:

1 1/2 kilos de manzanas
2 limones
300 grs. de azúcar
3 huevos
300 grs. de pasta quebrada
Canela

Se cortan las manzanas, retirando el corazón y semillas, y se pelan los limones desechando las pepitas.
Se coloca una jarra para recoger el zumo y se licuan las manzanas y limones. Se reserva el zumo obtenido o se utiliza para preparar el Zumo de manzana (pág. 9).
A continuación se pone la pulpa en un cazo junto con 250 grs. de azúcar y se deja cocer a fuego lento hasta formar una pasta espesa. Se deja enfriar.
Se baten los huevos y se mezclan con la pulpa azucarada una vez fría.
Se forra un molde de 20 cms. con la pasta quebrada, se rellena con la mezcla de manzana y huevos, y se mete en el horno, previamente calentado, durante 40 minutos. Se saca del horno, se espolvorea con el azúcar restante y la canela, y se quema la superficie con una pala de las que se utilizan para la crema.
Para 6-8 personas.

Flan de naranja

Ingredientes:

1 kilo de naranjas
200 grs. de azúcar
1/2 vaso de agua
7 yemas de huevo
1 huevo

Para el caramelo:
50 grs. de azúcar
1 cucharada de agua
Unas gotas de zumo de limón

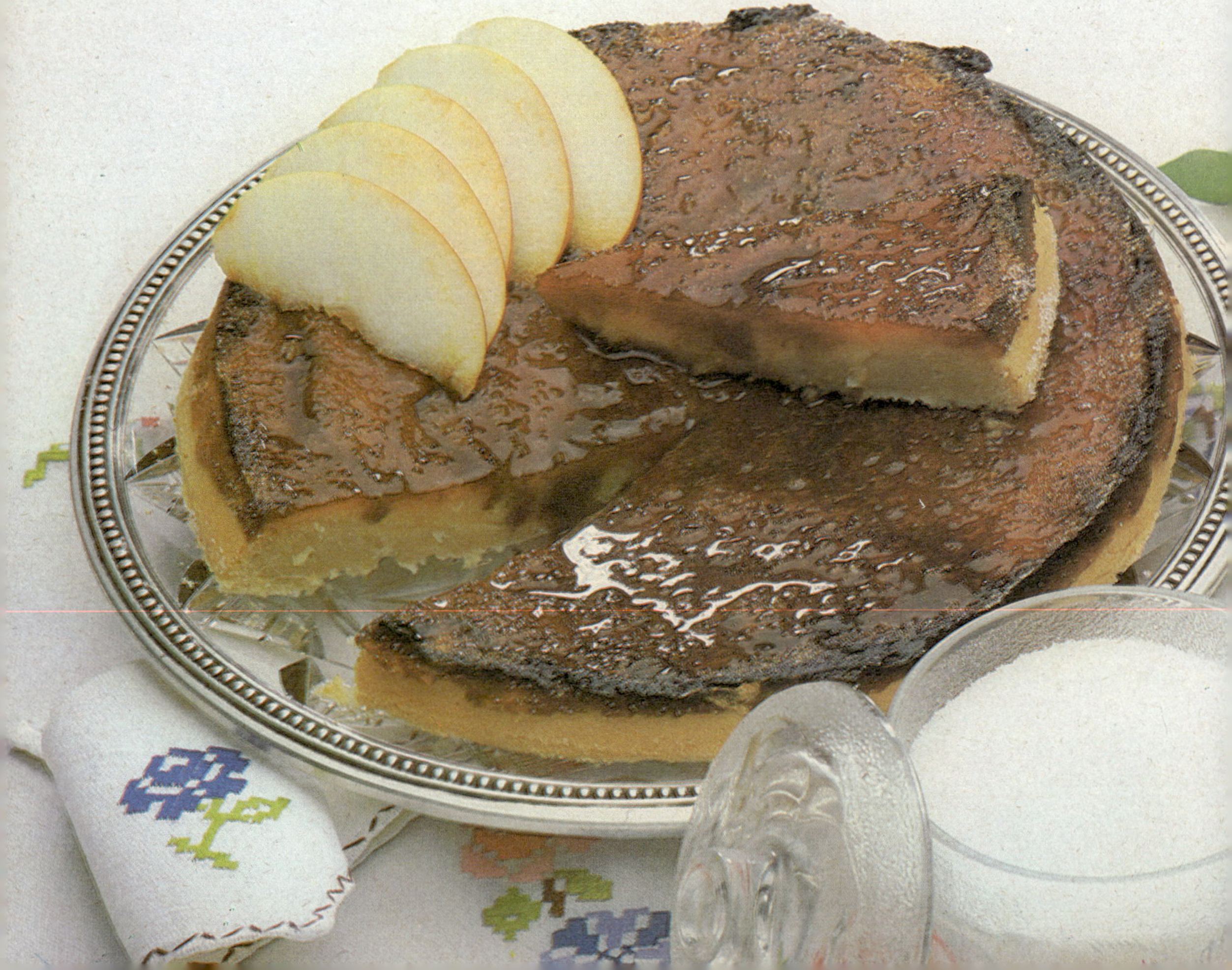

Se vierten en un cazo el azúcar, el agua y el zumo de limón, y se pone al fuego hasta que el azúcar se disuelva. Se baña la flanera con este caramelo y se reserva.
Se pelan las naranjas, se trocean y se licuan. Se vierte en un cazo el zumo obtenido, se añade el azúcar y se pone al fuego. Cuando empiece a hervir, se agrega el agua y se deja cocer durante 3 minutos.
Mientras tanto, se baten ligeramente las yemas y el huevo en un cuenco aparte.
Se cuela el zumo del cazo, y se incorpora lentamente a los huevos batidos. Se vierte la mezcla en la flanera y se coloca esta, al baño María en el fuego, dejándolo durante 10 minutos. Se retira del fuego y se mete en el horno, previamente calentado, durante 20 minutos. Una vez cuajado, se deja enfriar y se desmolda.
Se puede servir con helado.
Para 6 personas.

Sorbete de fresas

Ingredientes:

1/4 kilo de fresas
2 claras de huevo
Azúcar al gusto

Se limpian y preparan las fresas, y se licuan. Se agrega azúcar al gusto al zumo obtenido, y se mete en el congelador hasta que esté medio cuajado.
A continuación se baten las claras a punto de nieve, y se incorporan al zumo, medio congelado, batiendo bien para que se mezclen. Se vuelve a meter en el congelador hasta que esté firme, pero teniendo cuidado de que no se cuaje demasiado.
Para 2 personas.

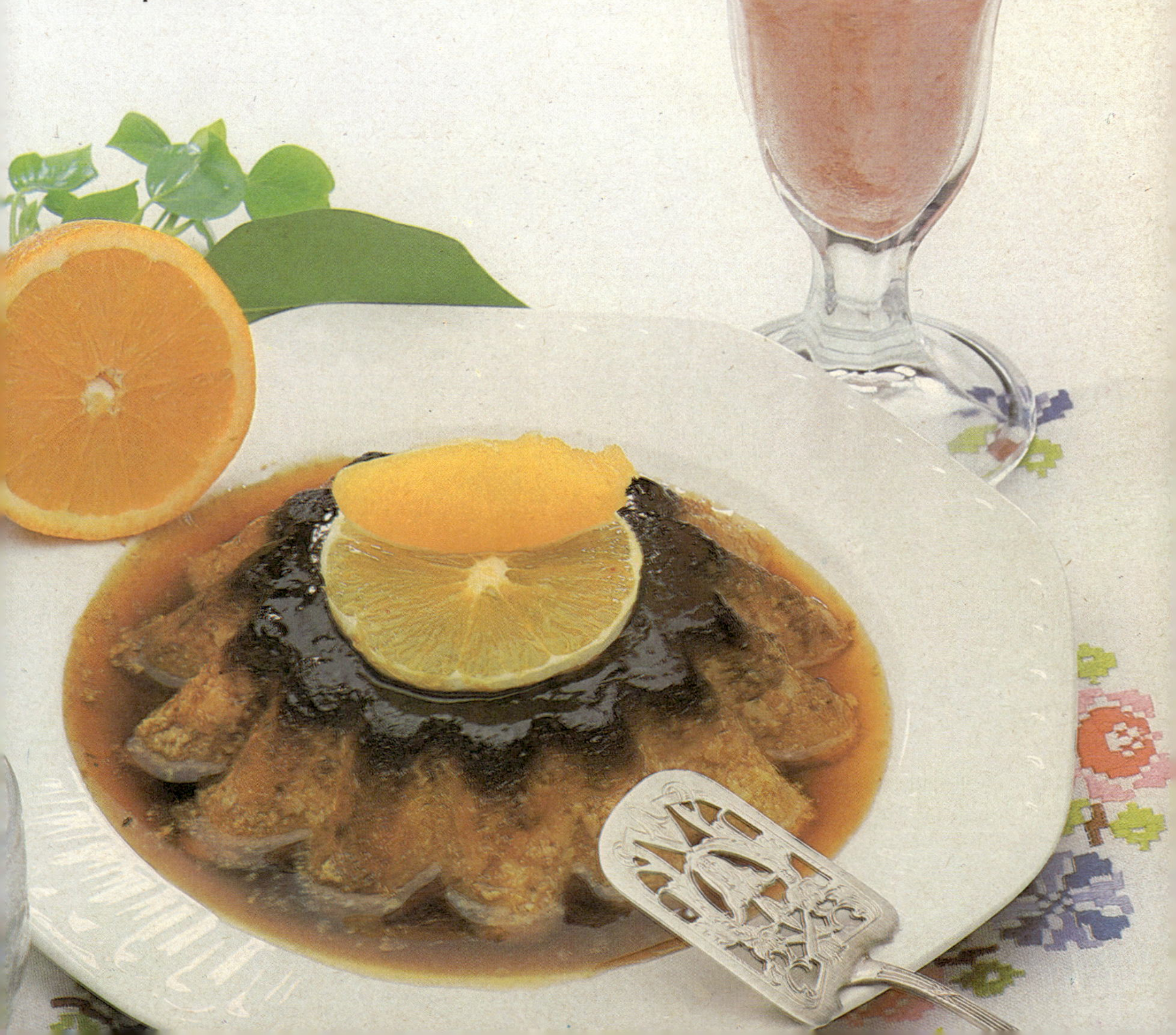

Bebidas para Niños

Maresme

Ingredientes:

1 kilo de fresas
1 piña
1 kilo de manzanas
2 limones
4 cucharadas de leche de almendras
4 cucharadas de miel
12 cubitos de hielo

Se pelan la piña y los limones, y se trocean, retirando las pepitas. Se trocean las manzanas, desechando el corazón, y se limpian las fresas. Se licuan todas las frutas, recogiendo el zumo en una jarra con los cubitos de hielo, se agregan los restantes ingredientes, removiendo bien, y se sirve muy frío.
Para 8 vasos.

Tropical

Ingredientes:

750 grs. de piña
1/2 limón
1/2 kilo de melón
Azúcar

Se pelan la piña, el limón y el melón, retirando las membranas y pepitas, y se licua todo junto recogiendo el zumo en una jarra. Se añade azúcar al gusto, y se remueve bien para que se disuelva.
Para 6 vasos.

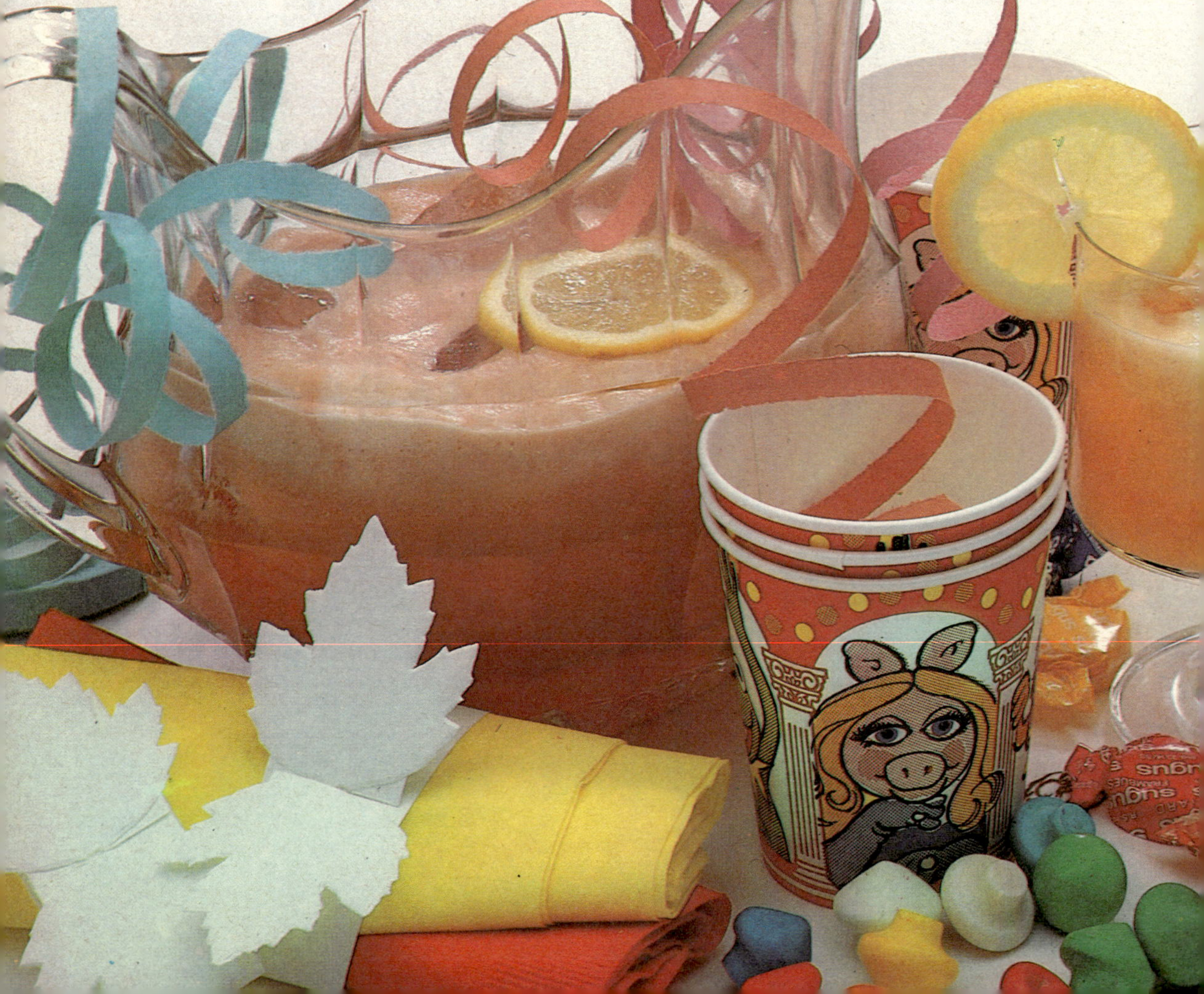

Nancy

Ingredientes:

4 peras
1/4 kilo de uvas
1/2 limón
2 cucharadas de azúcar

Se trocean las peras, desechando el corazón y pepitas. Se desgranan las uvas, se pela el limón y se licua todo junto, recogiendo el zumo en una jarra. Se añade azúcar al gusto, se remueve bien para que el azúcar se disuelva, y se mete en el frigorífico para que esté bien frío.
Para 4 vasos.

Batido de fresas

Ingredientes:

1/2 kilo de fresas
1/4 litro de leche ó 2 yogures
Azúcar o miel al gusto

Se preparan las fresas y se licuan, recogiendo el zumo en una jarra, se añade la leche, se mezcla bien, se añade azúcar o miel al gusto, removiendo bien y se mete en el frigorífico para que se enfríe, antes de servir.
Para 4 vasos.
Nota: Este batido se puede preparar con otras frutas, como melocotones, piña, albaricoques, etc.

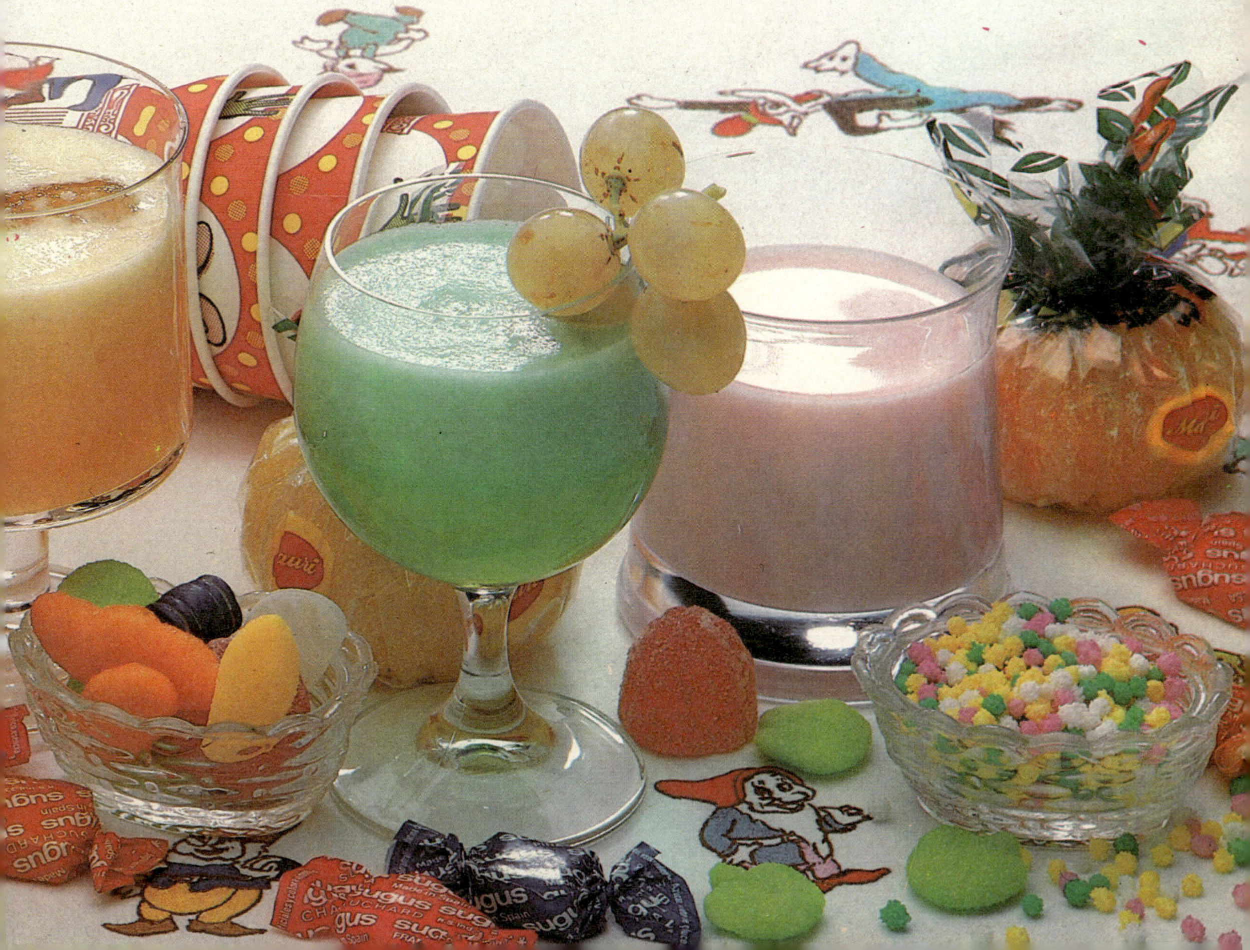

De izquierda a derecha: Maresme; Tropical; Nancy; Batido de fresas.

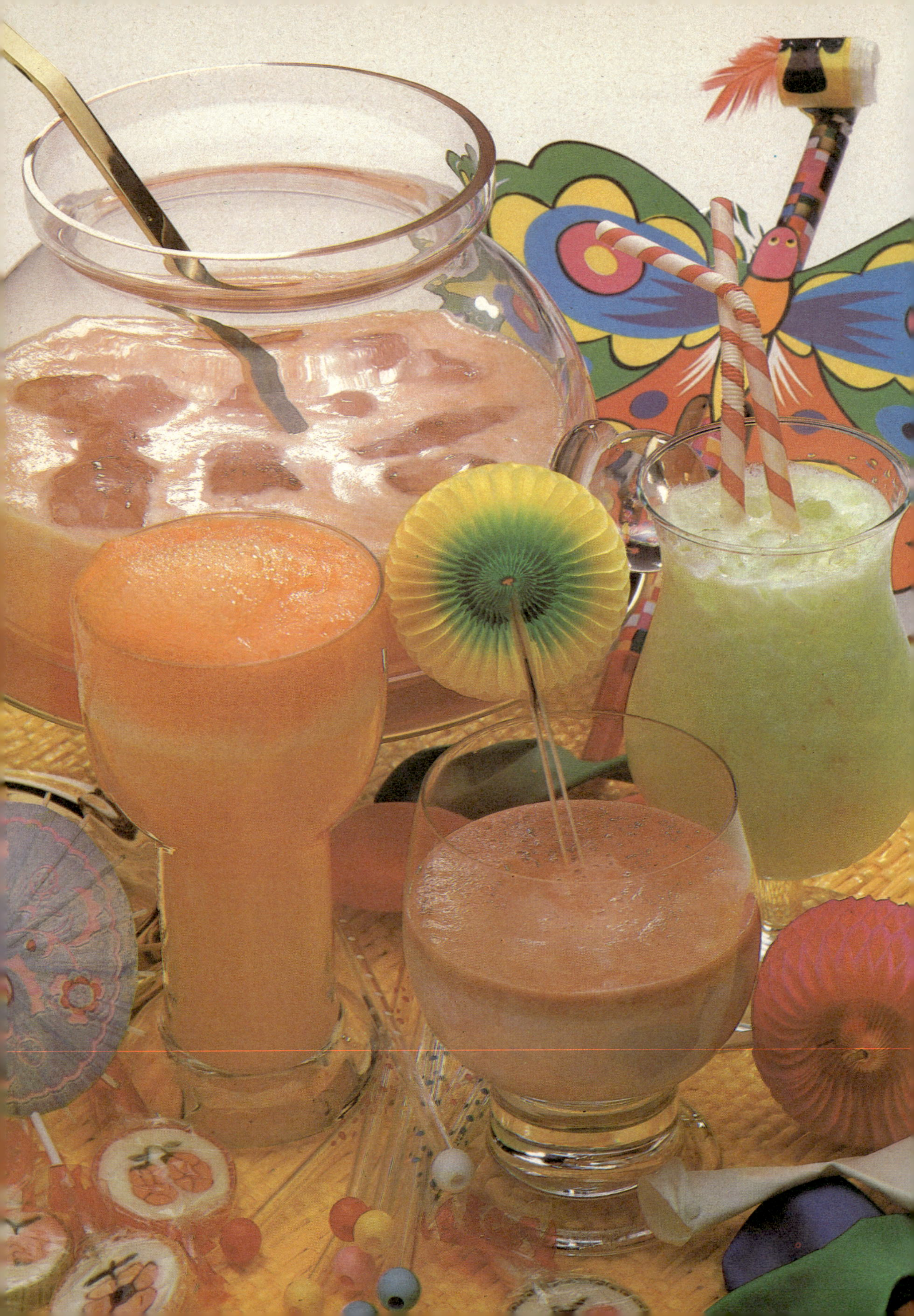

Ponche mixto

Ingredientes:

6 peras
3 manzanas
4 zanahorias
1 kilo de fresas
2 litros de agua fría
1 bote de leche de almendras

Se limpian y lavan las zanahorias y fresas. Se parten las peras y manzanas, desechando el corazón y semillas, y se trocean.
Se pone un recipiente para recoger el zumo, y se licuan. Se vierte el zumo obtenido en una ponchera, agregando el agua fría, hielo y la leche de almendras.
Se mezcla bien con una cuchara de madera y queda listo para servir.
Para 15 ó 16 vasos.

Granizado de uvas

Ingredientes:

2 kilos de uvas
2 limones
15 cubitos de hielo, triturados
4 cucharadas de leche de almendras

Se preparan las uvas, escogiendo bien los granos, y lavándolos. Se pelan los limones, troceándolos y desechando las pepitas. A continuación, se coloca una jarra para recoger el zumo y se licuan las frutas.
Se añade a la jarra la leche de almendras, se mezcla bien con el zumo, se agrega el hielo triturado, se remueve con una cuchara de madera, y se sirve en copas de refresco.
Para 6 copas.
Nota: Si no dispone de una picadora de hielo, puede envolver los cubitos en un paño y golpearlo contra una superficie dura.

Refresco de zanahorias y miel

Ingredientes:

2 zanahorias
1 naranja
1 limón
2 cucharadas de miel o azúcar
250 mls. de gaseosa

Se limpian las zanahorias. Se pelan la naranja y el limón, se trocean y se retiran las pepitas. Se pone una jarra con cubitos de hielo para recoger el zumo y se licuan las frutas y verdura.
A continuación, se añade la miel y la gaseosa a la jarra. Se remueve con una cuchara de madera para diluir la miel y enfriar bien.
Se sirve en copas altas bien frías.
Para 4 copas.

Zumo Fiesta

Ingredientes:

2 piñas
1 melón
1 kilo de melocotones
1/2 kilo de fresas
250 mls. de agua muy fría
4 cucharadas de miel o azúcar

Se pelan las piñas y se trocean. Se pela el melón retirando las membranas y pepitas y troceándolo. Se pelan los melocotones, desechando los huesos y se limpian y lavan las fresas.
Una vez preparada la fruta, se pone una jarra con cubitos de hielo, para recoger el zumo y se licuan las frutas.
Se añaden el agua y la miel o azúcar, se remueve bien con una cuchara de madera, y se sirve.
Para 10 ó 12 vasos.
Nota: Le recomendamos este zumo para las fiestas infantiles y juveniles.

De arriba a abajo: Ponche mixto; Granizado de uvas; Refresco de zanahorias y miel; Zumo Fiesta.

Bebidas para Abstemios

Ponche de manzanas con ginger ale

Ingredientes:

1 kilo de manzanas
1 limón
50 grs. de pasas de Corinto
1 naranja
1 manzana
600 mls. de ginger ale
Unas ramitas de hierbabuena
Una cucharada de miel
Cubitos de hielo

De izquierda a derecha: Refresco de cítricos; Ponche de manzanas con ginger ale; Ponche de frutas.

Se pela el limón, se licua y se ponen en maceración la cáscara, el zumo, la miel y las pasas durante varias horas.
Seguidamente, se pelan las manzanas, se trocean, desechando el corazón y pepitas y se licuan. Se añade el zumo obtenido a la jarra con el limón y las pasas, se agregan varios cubitos de hielo, y se remueve bien con una cuchara de madera.
A continuación, se pela la naranja, se divide en gajos, retirando las pepitas y las pieles, y se trocea la manzana, en gajos, desechando el corazón y semillas.
Se añade el ginger ale al ponche, se agregan los segmentos de naranja y manzana, se ponen unas ramitas de hierbabuena, y se sirve, muy frío.
Para 6-7 vasos.

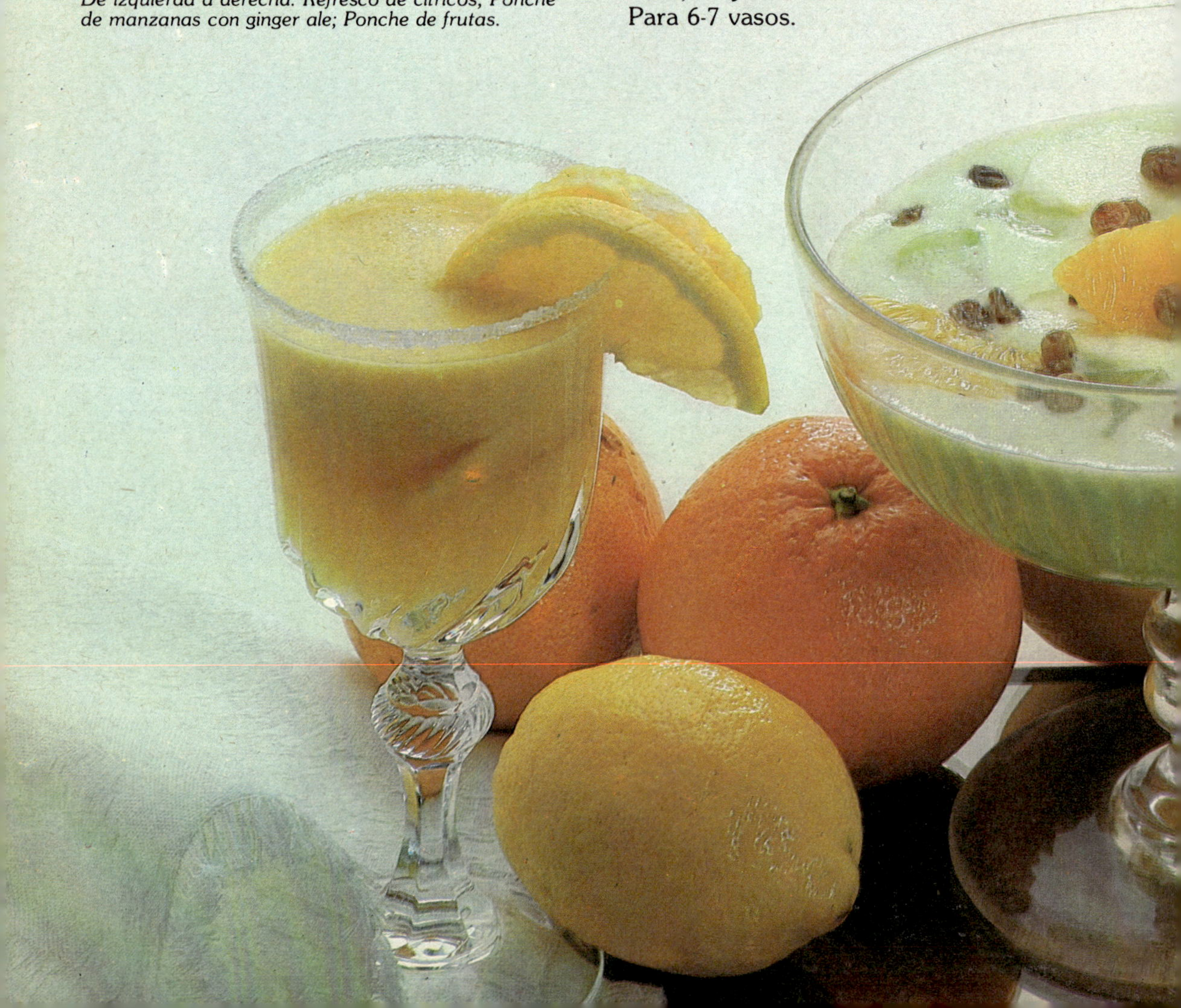

Refresco de cítricos

Ingredientes:

1 kilo de naranjas
1 kilo de pomelos
1/2 limón
1 taza de agua
Cubitos de hielo
Soda
1 naranja cortada en rebanadas
1 limón cortado en rebanadas

Se pelan las naranjas, los pomelos y el limón, y se licuan. A continuación se mezcla el zumo obtenido con el agua.
Se ponen cubitos de hielo en los vasos, se añaden una rebanada de naranja y otra de limón, se agrega el zumo de frutas, y al final, se añade un chorrito de soda en cada vaso.
Este refresco resulta muy atractivo servido en vasos altos con los bordes azucarados.
Para 8 vasos.

Ponche de frutas

Ingredientes:

2-3 cucharadas de azúcar marrón
1 naranja
1/2 limón
1 1/4 kilos de manzanas
12 clavos de olor
1 ramita de canela
1 manzana
1 limón

Se pelan la naranja, el medio limón y se trocean, retirando las pepitas. Se trocean las manzanas desechando el corazón y pepitas, y se licuan junto con la naranja y el limón.
Se añade al zumo obtenido el azúcar, los clavos de olor y la canela, y se pone a fuego lento, para que se caliente, sin dejar que hierva. Se retira del fuego, se tapa y se deja que repose durante 2 ó 3 horas.
Justo antes de servir, se corta la manzana en gajos, retirando el corazón y pepitas.
Se calienta de nuevo el ponche, sin dejar que hierva. Se retira la ramita de canela y se añaden la manzana troceada y la rodaja de limón. Se sirve caliente en vasos o tacitas de ponche.
Para 7 u 8 vasos.

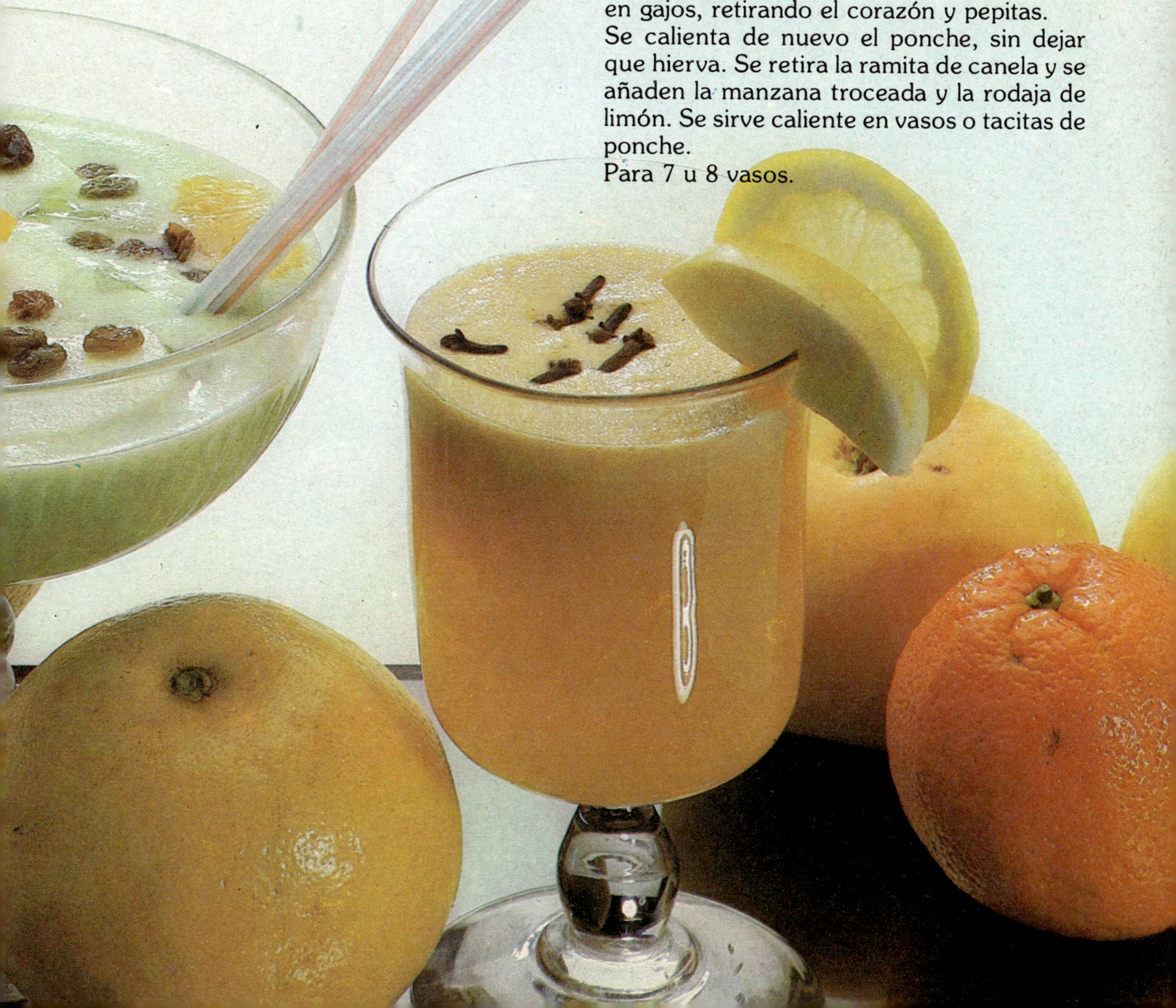

Cóctel de frutas

Ingredientes:

4 manzanas
4 cucharadas de miel
1 trocito de canela en rama
1 kilo de piña fresca
1 kilo de naranjas
100 grs. de uvas blancas, sin semillas
Unas ramitas de hierbabuena
Agua
Soda

Se pelan la piña y las naranjas, desechando las pepitas, y se parten las manzanas, quitando el corazón y semillas. Se trocea toda la fruta y se licua, recogiendo el zumo en un recipiente de cristal. Se mide el zumo obtenido y se añade la mitad de la cantidad de jugo en agua y la otra mitad de soda. Se agregan el hielo, la canela, la miel, la hierbabuena y cubitos de hielo. Se remueve con una cuchara de madera para que se disuelva la miel, y se sirve bien frío.
Para 10 vasos.

Limonada a la menta

Ingredientes:

5 limones
1 manojo de hierbabuena
2 vasos de agua
2 cucharadas de azúcar
Hielo triturado

Adorno:
Rodajas de limón

Se pelan los limones, se lava la hierbabuena, y se licuan ambos. Se recoge el zumo en una jarra de cristal y se le añade el agua, el azúcar y el hielo triturado. Se remueve bien para que el azúcar se disuelva, y se sirve con una rodaja de limón enganchada en el vaso.
Para 4 vasos.

San Francisco sin alcohol

Ingredientes:

1 manzana
1 naranja
1 limón
1 melocotón
3 rodajas de piña de lata, o el equivalente en piña natural
Unas gotas de grosella

Se parte la manzana y se le quitan el corazón y semillas. Se pelan la naranja, el limón y el melocotón, desechando las pepitas y el hueso del melocotón. Se pela la piña si es natural. Una vez troceadas las frutas, se pone una jarra para recoger el zumo con unos cubitos de hielo y se licuan las frutas. Se añaden unas gotas de grosella, unos cubitos de hielo, se remueve bien con una cuchara de madera, y se sirve.
Para 4 vasos.

De arriba a abajo: Cóctel de frutas; San Francisco sin alcohol; Limonada a la menta.

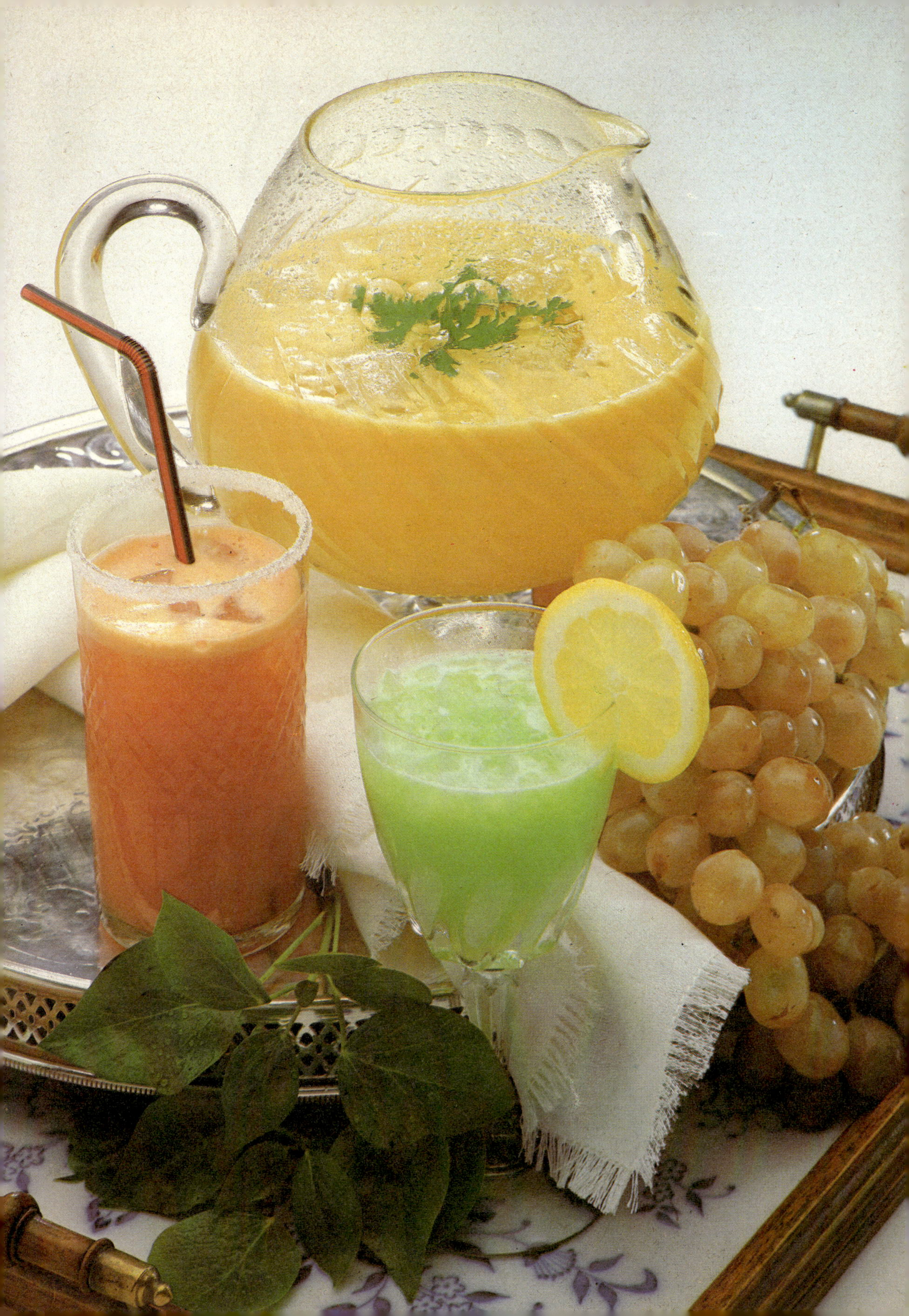

Bebidas con Alcohol

Combinado siciliana

Ingredientes:

3 cucharadas de leche condensada
2 rodajas gruesas de piña
1/2 limón
Un chorro de ron o ginebra
Azúcar al gusto

Se pelan la piña y el limón, desechando las pepitas, y se licuan, recogiendo el zumo en una ponchera o en una jarra. Se agregan el ron o ginebra, un poquito de azúcar y la leche condensada.
Se bate o agita bien, y se sirve.
Para 2 personas.

Cóctel de piña

Ingredientes:

1 piña mediana
1 botella de champán
Azúcar al gusto

Se pela la piña troceándola, y se licua, recogiendo el zumo en una jarra. Se mide el zumo obtenido, y se mezcla con la misma cantidad de champán, y azúcar al gusto. Se añaden cubitos de hielo, y se remueve bien con una cuchara de madera.
Se sirve muy frío.
Para 6 personas.

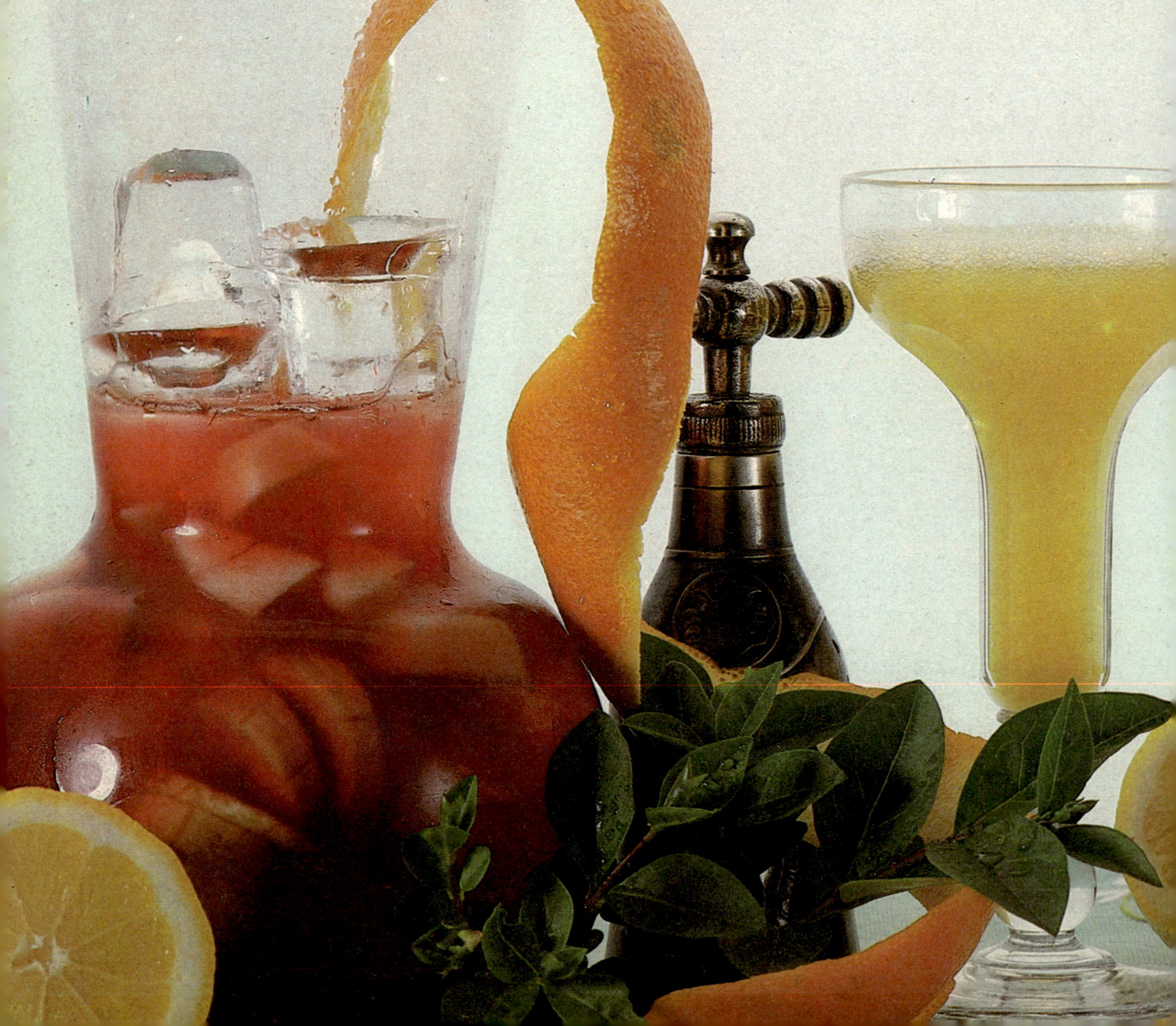

Sangría

Ingredientes:

2 melocotones
2 peras
2 naranjas
1 limón
1 botella de vino tinto
Azúcar al gusto
1 plátano, troceado
1 pera o manzana, troceada

Se parten los melocotones, desechando los huesos. Se parten las peras quitando el corazón y semillas.
Se pelan las naranjas y el limón, y se licuan todas las frutas, recogiendo el zumo en un recipiente de cristal. Se añaden cubitos de hielo, el plátano, la pera o manzana, una cáscara de naranja, el vino y azúcar al gusto, removiendo bien con una cuchara.
Se sirve muy fría.
Para 6 personas.

Bloody Mary

Ingredientes:

1/2 kilo de tomates
Unas gotitas de salsa «Worcester»
1/2 limón
1 copa de Vodka
Sal
Pimienta negra recién molida

Se lavan los tomates, troceándolos. Se pela el limón, se trocea y se licuan ambos, recogiendo el zumo en una jarra de cristal, con cubitos de hielo. Se añade el vodka, y se sazona con sal y pimienta al gusto.
Este es un aperitivo excelente, y se debe servir bien frío.
Para 2 personas.

De izquierda a derecha: Sangría; Cóctel de piña; Bloody Mary; Combinado siciliana.

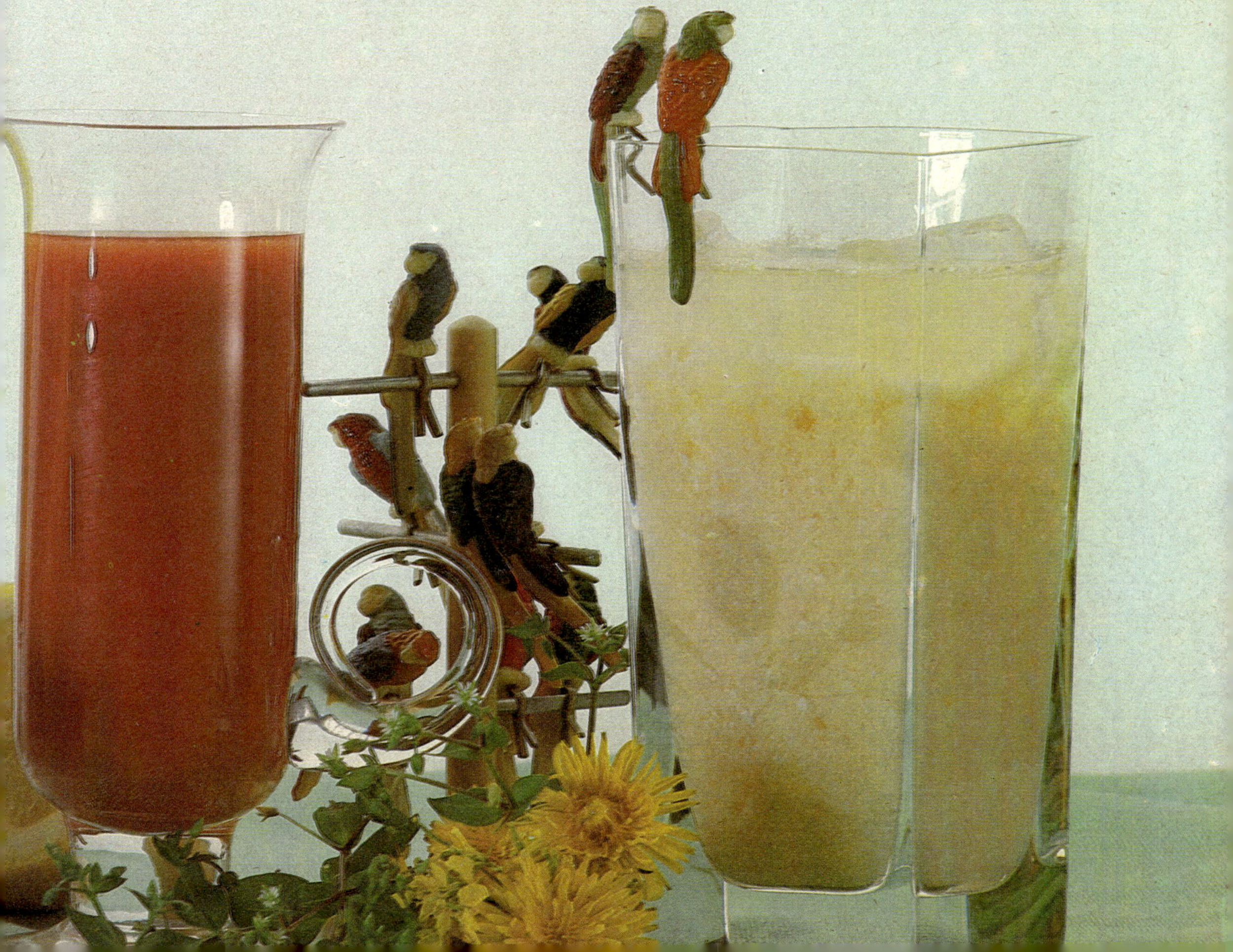

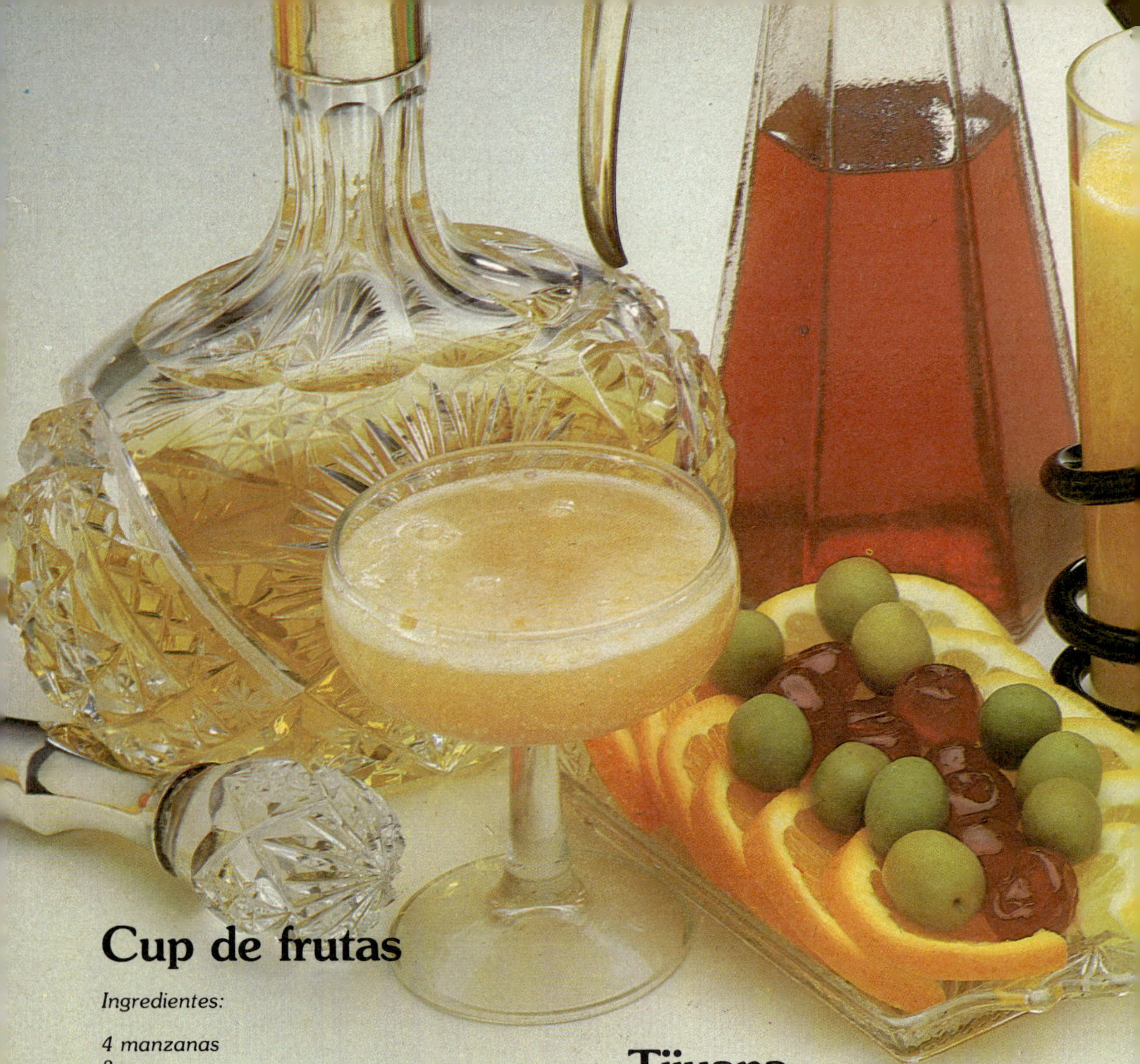

Cup de frutas

Ingredientes:

4 manzanas
3 peras
2 naranjas
1 limón
1 plátano
1 litro de vino blanco
4 cucharaditas de azúcar
10 cubitos de hielo

Se parten las manzanas y peras, y se retiran los corazones y semillas. Se pelan las naranjas y limón, se trocean y se desechan las pepitas. Se pone una jarra para recoger el zumo, y se licuan las frutas.
Se pela el plátano y se corta en rodajas finas. Se vierte en una ponchera o recipiente grande, el vino, el zumo de frutas, el azúcar, el plátano troceado y los cubitos de hielo. Se revuelve bien y queda listo para servir.
Para 10 ó 12 vasos.
Nota: El vino puede sustituirse por champán.

Tijuana

Ingredientes:

3 limones
3 naranjas
1 rodaja de 250 grs. de piña, ya pelada
200 mls. de ron oscuro
18 ó 20 cubitos de hielo

Se pelan los limones y las naranjas, y se trocean, desechando las pepitas. Se trocea la rodaja de piña, y se licua todo, recogiendo el zumo en una jarra, en la cual se habrá vertido, previamente, el ron y los cubitos de hielo.
Se mezla todo bien, con una cuchara, y se sirve en vasos altos, que se pueden adornar con una rodaja de limón o naranja.
Para 4 copas.

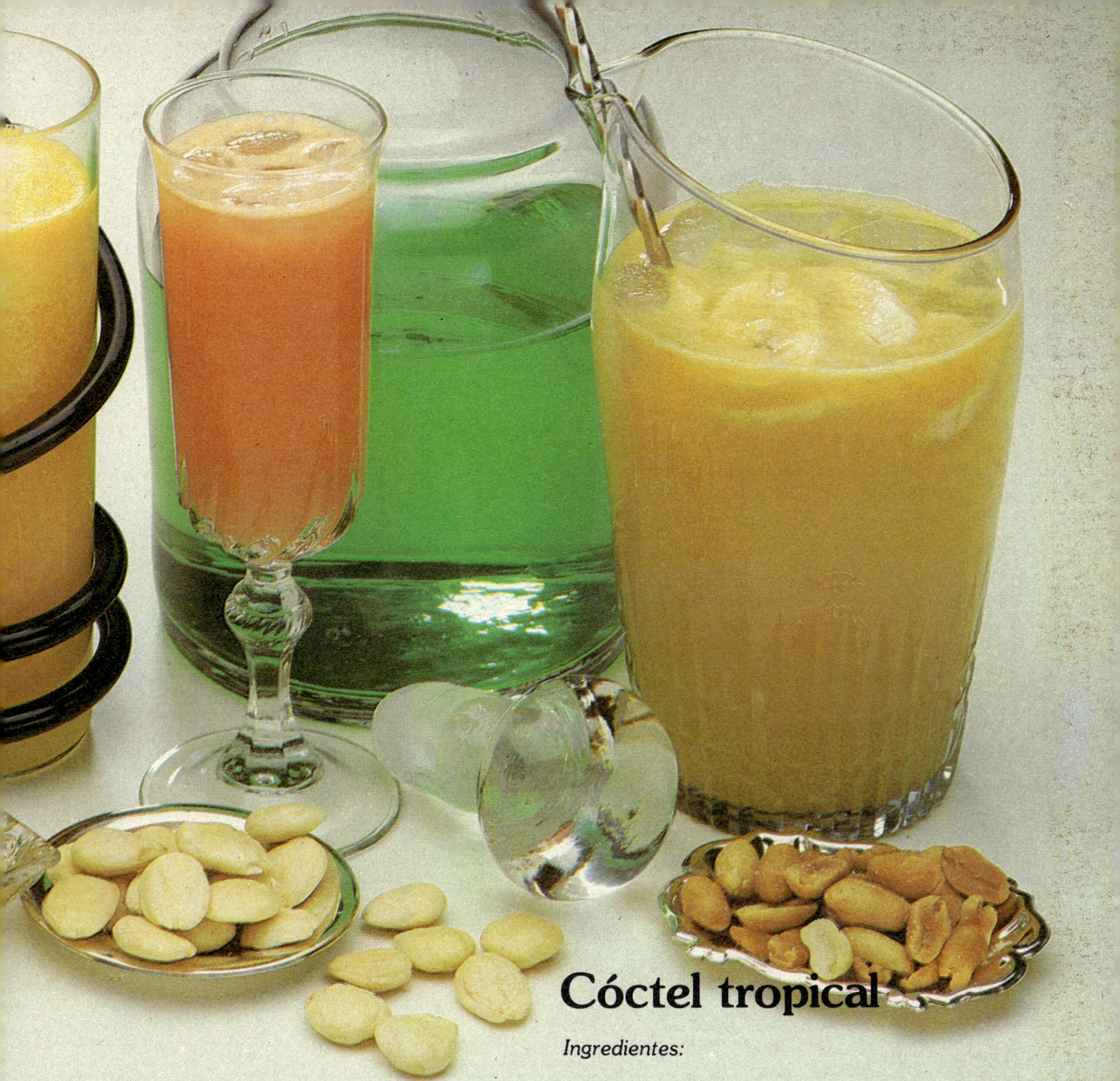

De izquierda a derecha: Blue Moon; Tijuana; Cóctel tropical; Cup de frutas.

Blue Moon

Ingredientes:

1 melocotón
1/2 copa de champán
1 cucharada de Cointreau

Se pela el melocotón y se desecha el hueso. Se pone una copa para recoger el zumo, y se licua. Se añade el Cointreau y se completa la copa con champán muy frío.
Para 1 persona.

Cóctel tropical

Ingredientes:

1 piña
1 melón
1/2 sandía
1 kilo de fresas
1/2 litro de vino blanco seco
1 copa de Cointreau
1 copa de kirsch

Se pelan la piña, el melón y la sandía. Se desechan las membranas y pepitas del melón, y las pepitas de la sandía. Se trocean todas las frutas y se lavan bien las fresas.
Se pone una jarra con unos cubitos de hielo, para recoger el zumo y se licuan todas las frutas. Se agrega el vino, el Cointreau y el kirsch, se remueve todo bien con una cuchara de madera de palo largo, y se sirve en copas de champán.
Para 10 ó 12 copas.

Proteja su Salud

A partir del descubrimiento de las vitaminas, las verduras han ocupado un lugar importante en la nutrición del hombre.
Las verduras y hortalizas regulan el organismo, y estimulan y moderan las reacciones químicas que se producen en el mismo.
Más de la mitad de las vitaminas A y prácticamente toda la vitamina C que necesitamos, así como el hierro, calcio, etc... las proporcionan los vegetales.
La función de las frutas en el organismo, es similar a la de las verduras, aportando vitaminas, sobre todo A, C, y minerales.
Hasta hace poco tiempo, se tenía la idea equivocada de que las frutas no eran necesarias para la salud, y por lo tanto un lujo inútil. Pero, sin embargo, se ha demostrado que son imprescindibles para una dieta equilibrada.
Las frutas aportan diferentes ácidos: ácido cítrico, (limón, naranja, pomelo), ácido nálico (peras y melocotón), tartárico (uvas), etc... El color de la fruta viene dado por el pigmento de la planta, pigmento que no posee ningún valor nutritivo, a excepción del caróteno, a partir del cual se forma en el organismo la vitamina A.
Las frutas más ricas en vitamina C, son: fresa, fresón, naranja y pomelo, seguidas de los limones, mandarinas, manzanas, peras, etc... Las frutas de mayor contenido en vitamina A, son el melocotón, albaricoque, ciruela, melón y cerezas.
Los zumos deben consumirse inmediatamente después de haberlos preparado; la oxidación reduce y destruye el contenido de vitaminas.
A continuación daremos algunos ejemplos de los zumos que podemos preparar en la licuadora, para proteger nuestra salud

Para el acné

Ingredientes:

125 grs. de zanahoria (Fósforo, calcio, magnesio, vitam. A, B y C).
50 grs. de espinacas (Sodio, potasio, calcio, vitam. B y C).
50 grs. de espárragos (Manganeso, hierro, fósforo, vitam. A y B).

Una vez preparados los ingredientes, se licuan y se toman una vez al día, en ayunas.

Para la aerofagia (Gases)

Ingredientes:

50 grs. de membrillo (Vitam. A y B).
50 grs de perejil (Potasio, calcio, fósforo, yodo, vitam. A, B y C).
50 grs. de repollo (Azufre, magnesio, potasio, calcio, vitam. A, B1, B2).

Una vez preparados los ingredientes se licuan y se toman después de cada comida.

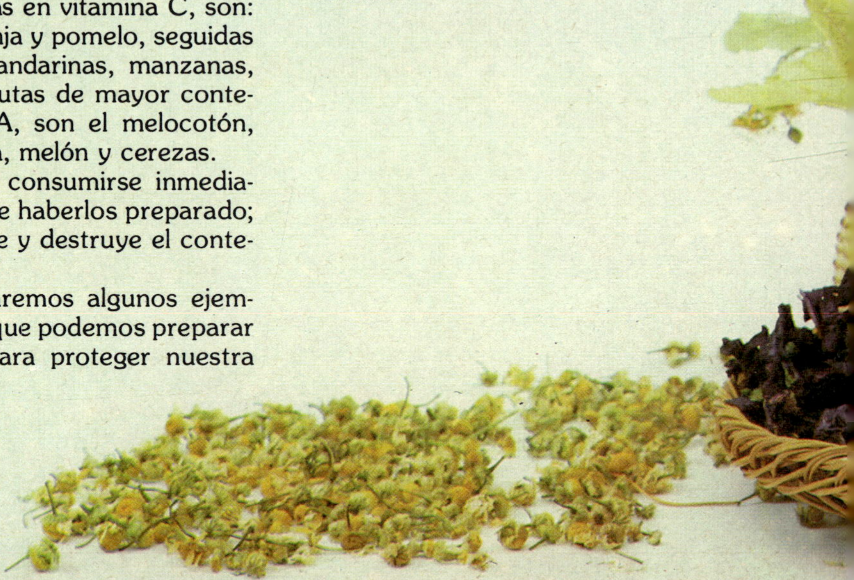

Para la afonía

Ingredientes:

100 grs. de apio (Magnesio, hierro, yodo, vitam. A, B y C).
100 grs. de repollo (Azufre, magnesio, potasio, calcio, vitam. A, B1, B2).

Una vez preparados los ingredientes, se licuan y se toman por la mañana en ayunas y de nuevo antes de acostarse.

Para la amigdalitis

Ingredientes:

125 grs. de cebolla, pelada (Potasio, azufre, vitam. C).
125 grs. de zanahoria (Fósforo, calcio, magnesio, vitam. A, B y C).
50 grs. de apio (Magnesio, hierro, yodo, vitam. A, B y C).

Una vez preparados los ingredientes, se licuan y se toman por la mañana en ayunas y de nuevo antes de acostarse.

Para la anemia

Ingredientes:

150 grs. de albaricoques deshuesados (Fósforo, hierro, calcio, vitam. A).
25 grs. de ortiga blanca, puesta en remojo.

Este zumo tiene la propiedad de aumentar el número de glóbulos rojos y la hemoglobina.
Una vez preparados los ingredientes se licuan y se toman después de la comida y de la cena.

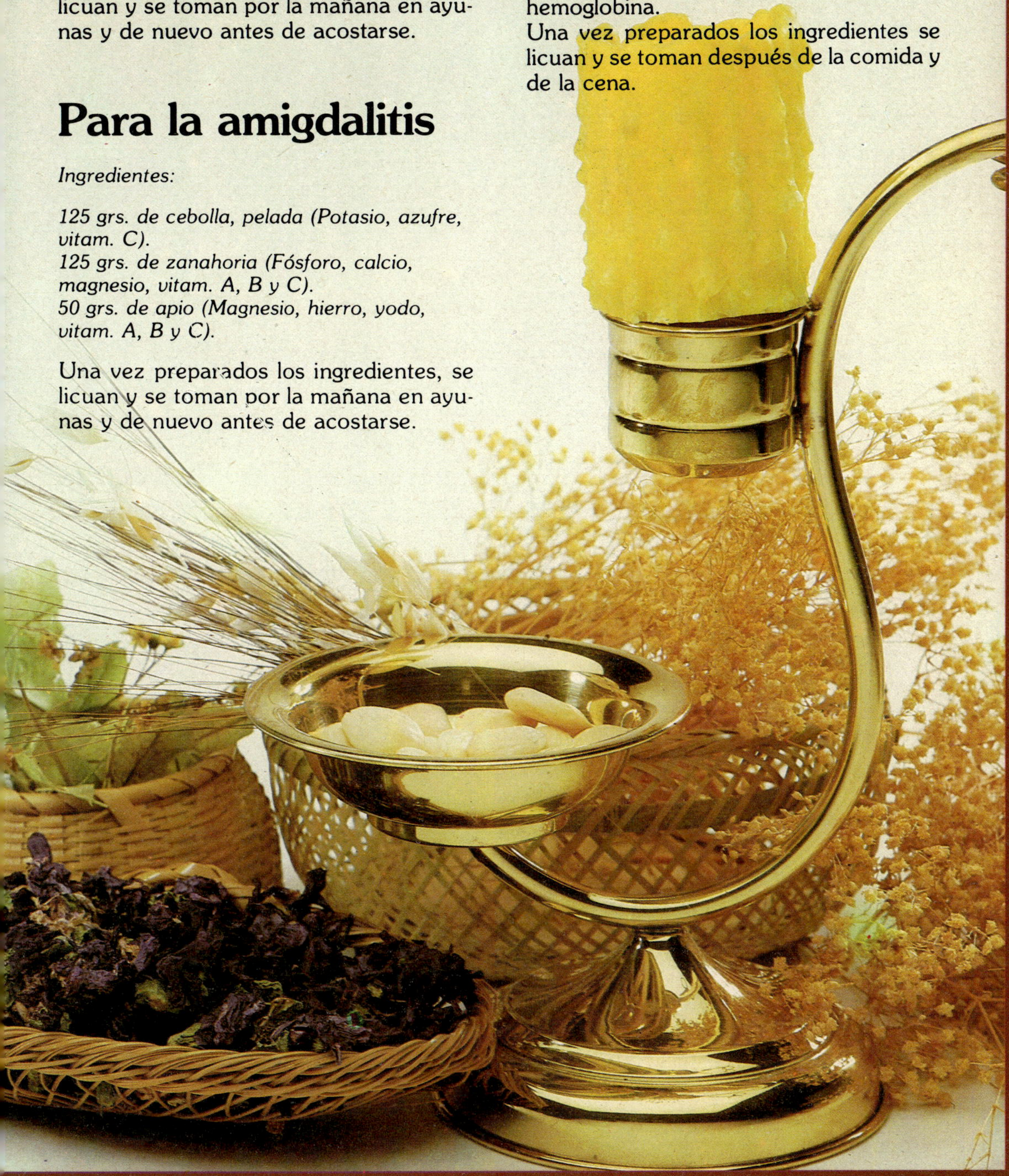

Para el dolor de cabeza

Ingredientes:

300 grs. de repollo (Azufre, magnesio, potasio, calcio, vitam. A, B1, B2).
100 grs. de apio (Magnesio, hierro, yodo, vitam. A, B y C).

Una vez preparados los ingredientes, se licuan y se toman una vez al día, en ayunas.

Para la estomatitis
(Afecciones bucales)

Ingredientes:

100 grs. de moras (Tanino, cianino, vitam. A y C).

Se licuan las moras, agregando un poco de agua al mismo tiempo, y con el jugo resultante, se hacen enjuagues varias veces al día.

Para el estreñimiento

Ingredientes:

50 grs. de almendras dulces o leche de almendras (Calcio, fósforo, magnesio, vitam. A y B).
225 grs. de espinacas (Sodio, potasio, calcio, vitam. B12 y C).

Una vez preparados los ingredientes, se licuan y se toman una vez al día, en ayunas.

Para la artritis

Ingredientes:

150 grs. de pepino (Azufre, manganeso, mucilagos, vitam. A, B y C).
150 grs. de apio (magnesio, hierro, yodo, vitam. A, B y C).
75 grs. de ortiga blanca, puesta en remojo.

Una vez preparados los ingredientes, se licuan y se toman al mediodía antes de comer.

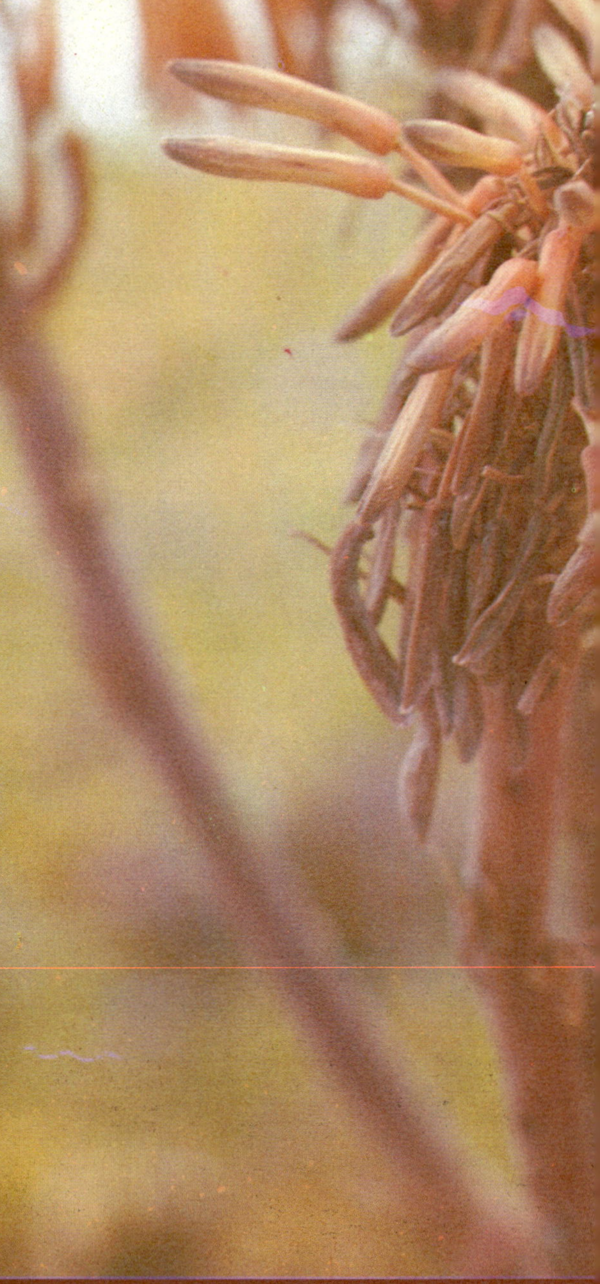

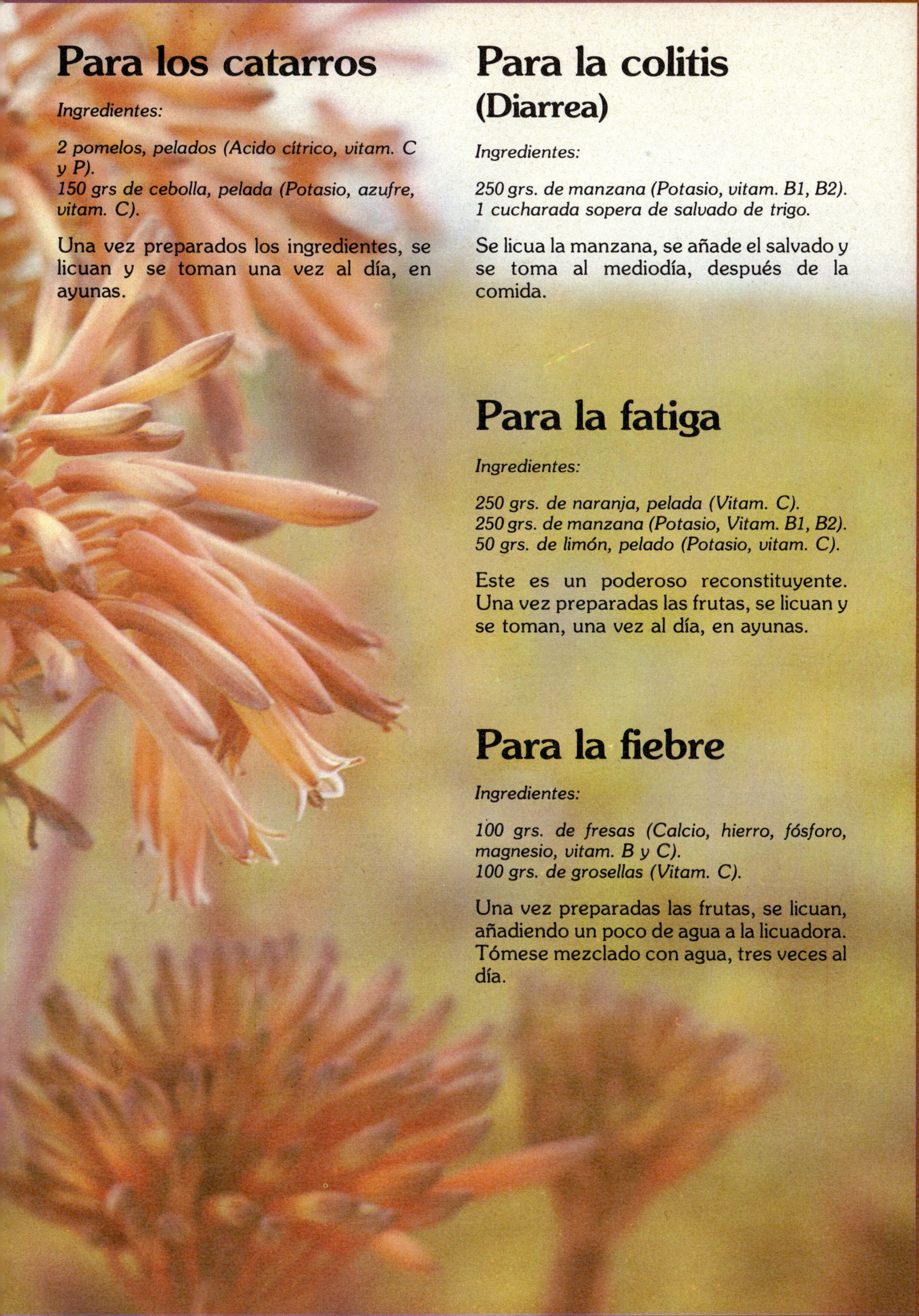

Para los catarros

Ingredientes:

2 pomelos, pelados (Acido cítrico, vitam. C y P).
150 grs de cebolla, pelada (Potasio, azufre, vitam. C).

Una vez preparados los ingredientes, se licuan y se toman una vez al día, en ayunas.

Para la colitis (Diarrea)

Ingredientes:

250 grs. de manzana (Potasio, vitam. B1, B2).
1 cucharada sopera de salvado de trigo.

Se licua la manzana, se añade el salvado y se toma al mediodía, después de la comida.

Para la fatiga

Ingredientes:

250 grs. de naranja, pelada (Vitam. C).
250 grs. de manzana (Potasio, Vitam. B1, B2).
50 grs. de limón, pelado (Potasio, vitam. C).

Este es un poderoso reconstituyente. Una vez preparadas las frutas, se licuan y se toman, una vez al día, en ayunas.

Para la fiebre

Ingredientes:

100 grs. de fresas (Calcio, hierro, fósforo, magnesio, vitam. B y C).
100 grs. de grosellas (Vitam. C).

Una vez preparadas las frutas, se licuan, añadiendo un poco de agua a la licuadora. Tómese mezclado con agua, tres veces al día.

Para la gripe

Ingredientes:

150 grs. de repollo (Azufre, magnesio, potasio, calcio, vitam. A, B1, B2).
150 grs. de naranja, pelada (Potasio, vitam. C).

Una vez preparados los ingredientes se licuan y se toman, tres veces al día.

Para la hipertensión
(Tensión alta)

Ingredientes:

175 grs. de zanahoria (Fósforo, calcio, magnesio, vitam. A, B y C).
200 grs. de remolacha, pelada (Magnesio, fósforo, vitam. A, B y C).
100 grs. de uvas (Potasio, manganeso, calcio, vitam. A, B1, B2).

Visite con frecuencia a su médico, quien controlará el estado de su tensión.
Una vez preparados los ingredientes, se licuan y se toman antes de acostarse.

Para las impurezas en la sangre
(Desintoxicación, colesterol)

Ingredientes:

150 grs. de berros (Cloro, azufre, potasio, vitam. A, B2, E).
1 limón, pelado (Potasio, vitam. C).
1 cucharadita de lecitina.

Este es un excelente zumo depurativo y diurético.
Se licuan los berros y el limón, se añade la lecitina y se toma una vez al día, en ayunas.

Para la indigestión

Ingredientes:

100 grs. de membrillo (Vitam. A y B).
50 grs. de frambuesa (Vitam. C).

Una vez preparados los alimentos, se licuan y se toman después de las comidas.

Para el insomnio

Ingredientes:

100 grs. de lechuga (Hierro, calcio, fósforo, vitam. A, B, C, D y E).
100 grs. de remolacha, pelada (Magnesio, fósforo, vitam. A, B y C).

Una vez preparados los ingredientes, se licuan y se toman, antes de acostarse.

Para la litiasis biliar
(Cálculos en la vesícula)

Ingredientes:

100 grs. de rábanos (Yodo, magnesio, azufre, vitam. B, C y P).
25 grs. de mermelada de enebro.

Se licuan los rábanos, se añade la mermelada de enebro, removiendo bien, y se toma, una vez al día, en ayunas.

Para el mal aliento (Halitosis)

Ingredientes:

250 grs. de zanahoria (Fósforo, calcio, magnesio, vitam. A, B y C).
125 grs. de espinacas (Sodio, potasio, calcio, vitam. B y C).
125 grs. de pepino (Azufre, manganeso, mucilagos, vitam. A, B y C).

Cuide de que sus dientes estén perfectamente limpios y sanos. Tratar cualquier posible infección de garganta, nariz, boca y pecho.
Una vez preparados los ingredientes se licuan, y se toma 1/2 vaso después de las comidas.

Para los parásitos intestinales

Ingredientes:

50 grs. de calabaza, pelada (Vitam. A).
1 rama de perejil (Hierro, calcio, fósforo, vitam. A, B y C).
50 grs. de granada, pelada y sin membrana.

Una vez preparados los ingredientes, se licuan y se toman, una vez al día, en ayunas.

Para las picaduras de insectos

Ingredientes:

25 grs. de repollo (Azufre, magnesio, potasio, calcio, vitam. A, B1, B2).
1 rama de perejil (Hierro, calcio, fósforo, vitam. A, B y C).
1 puerro (Fósforo, magnesio, sílice, vitam. B y C).
1 tomate (Hierro, fósforo, vitam. C).

Una vez preparados los ingredientes, se licuan y con el zumo resultante, se cubre la zona afectada. Se deja actuar durante 20 minutos y a continuación, se lava con agua fría.

Para la tos

Ingredientes:

175 grs. de cebolla, pelada (Potasio, azufre, vitam. C).

Se licua la cebolla, y se toma el zumo una vez al día, en ayunas.

Para la úlcera duodenal y gástrica

Ingredientes:

100 grs. de patata, pelada (Sodio, vitam. B, B1).
100 grs. de zanahoria (Fósforo, calcio, magnesio, vitam. A, B y C).

Una vez preparados los ingredientes, se licuan y se toma medio vaso, 3 veces al día.

Belleza Natural

Contra el acné
(Mascarilla de tomate)

Ingredientes:

3 tomates maduros (Vitam. C, hierro, fósforo)
1 limón (Vitam. C, potasio).

Una vez preparados los ingredientes, se licuan y el jugo resultante se aplica en el rostro. Se deja actuar durante 20 minutos y a continuación se lava la cara con agua de rosas.
Esta mascarilla se debe aplicar 3 días en semana.

Contra la alopecia
(Caída del cabello)

Ingredientes:

100 grs. de berros (Cloro, azufre, potasio, calcio, vitam. A, B2, E).

Una vez licuados los berros, se vierte el jugo extraído sobre los cabellos y se fricciona el cuero cabelludo, lavándolo a continuación.
Este masaje debe efectuarse diariamente.

Contra las arrugas
(en el rostro)

Ingredientes:

50 grs. de almendras dulces o leche de almendras (Calcio, fósforo, magnesio, vitam. A y B).
50 grs. de piña (Potasio).

Se licua la piña, se mezcla con la leche de almendras y se aplica en el rostro.
Se deja actuar durante 20 minutos y a continuación se lava la cara con agua de azahar.
Este preparado debe aplicarse diariamente.

Contra el cabello graso

Ingredientes:

1 limón (Potasio, vitam. C).
1 naranja (Potasio, vitam. C).
1 pomelo (Acido cítrico, vitam. C y P).
1 cucharadita de germen de trigo.

Se pelan y se licuan los cítricos, se añade el germen de trigo, se remueve bien, y se toma.
Este zumo debe ingerirse diariamente en ayunas.

Contra el cabello seco

Ingredientes:

1 limón (Potasio, vitam. C).
1 cucharadita de lecitina de soja.

Se licua o exprime el limón, y se mezcla el zumo con la lecitina de soja. Se puede rebajar con un poco de agua. Este zumo se debe tomar, diariamente en ayunas.

Contra las contusiones
(Cardenales)

Ingredientes:

50 grs. de perejil (Potasio, calcio, fósforo, yodo, vitam. A, B, C).
50 grs. de repollo (Azufre, magnesio, potasio, calcio, vitam. A, B1, B2).

Una vez licuados los ingredientes, se aplica el jugo obtenido sobre la zona afectada, una vez al día, con preferencia por la noche, dejando secar antes de acostarse. Se repite todos los días hasta que la contusión desaparezca.

Contra el cutis graso

Ingredientes:

50 grs. de pepino (Azufre, mucilagos, vitam. A, B, C).
2 cucharadas de leche.

Se licua el pepino, se mezcla con la leche y se aplica en el rostro. Se deja actuar durante 1 hora y a continuación se elimina con agua tibia.
Esta mascarilla se debe aplicar diariamente.

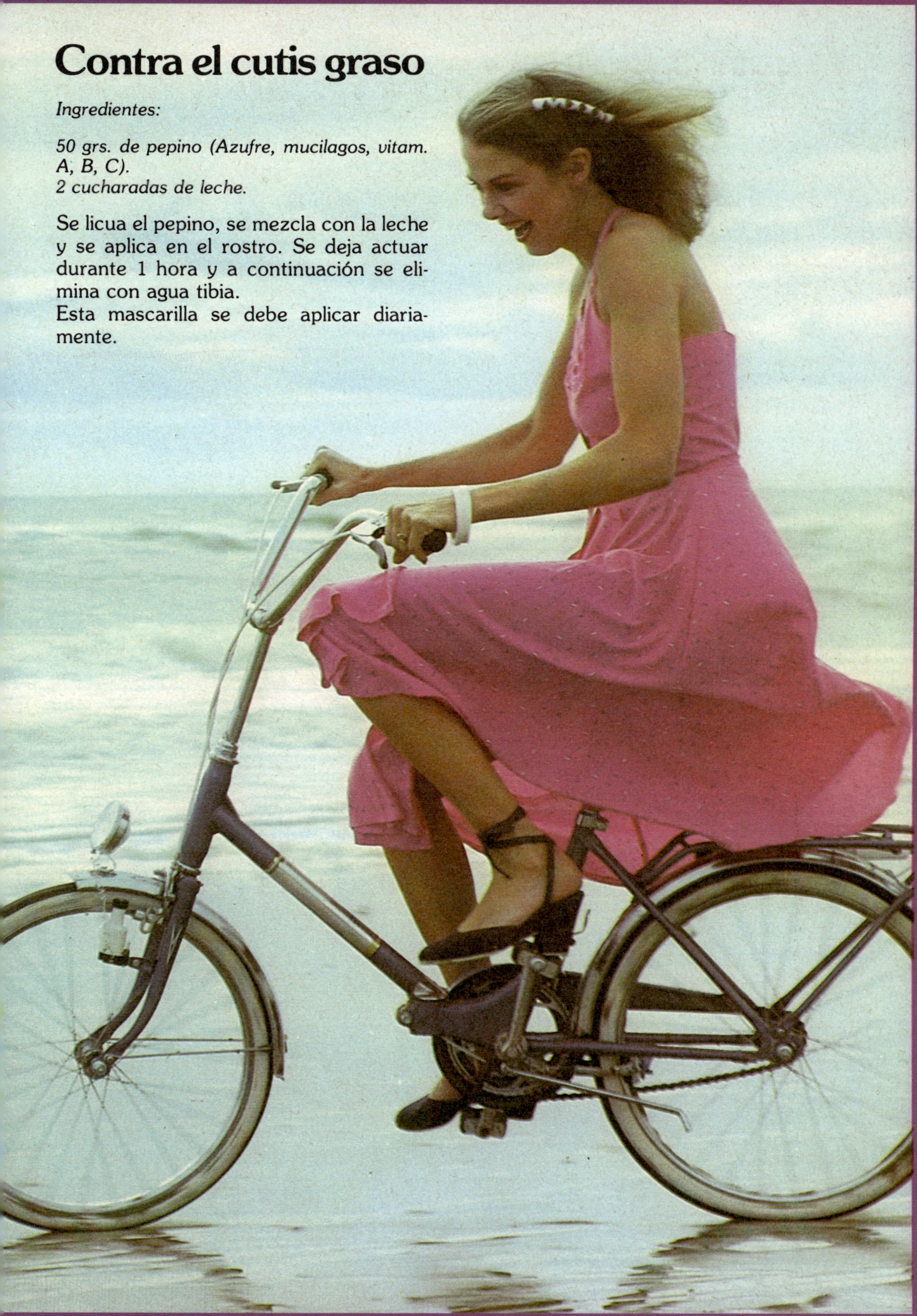

Contra el cutis seco

Ingredientes:

50 grs. de fresas (Calcio, hierro, fósforo, magnesio, vitam. B y C).
1 clara de huevo.
1 cucharadita de agua de rosas.

Se licuan las fresas y se mezclan con la clara de huevo y el agua de rosas.
Se aplica esta mascarilla sobre el rostro, con ayuda de un algodón.
Se deja actuar durante 1 hora y a continuación se elimina con infusión de manzanilla, tibia.
Esta mascarilla se debe aplicar diariamente.

Contra las durezas (Callos)

Ingredientes:

1 puerro (Fósforo, magnesio, sílice, vitam. B y C).
1 cucharada de vinagre.

Se licua el puerro, se mezcla con el vinagre, y se aplica este preparado sobre las durezas, dejándolo secar. Se deja actuar toda la noche, y se frotan las durezas con piedra pómez al día siguiente. Se debe repetir la operación tantas veces como sea necesario.

Contra los edemas

(Hinchazón de los párpados)

Ingredientes:

50 grs. de patata (Sodio, vitam. B, B1).
1 cucharadita de aceite de oliva.

Se licua la patata, pelada. Se mezcla con el aceite y se aplica sobre los párpados. Se deja unos minutos, y se retira con infusión de manzanilla fría.
Esta operación debe realizarse, diariamente, por la mañana.

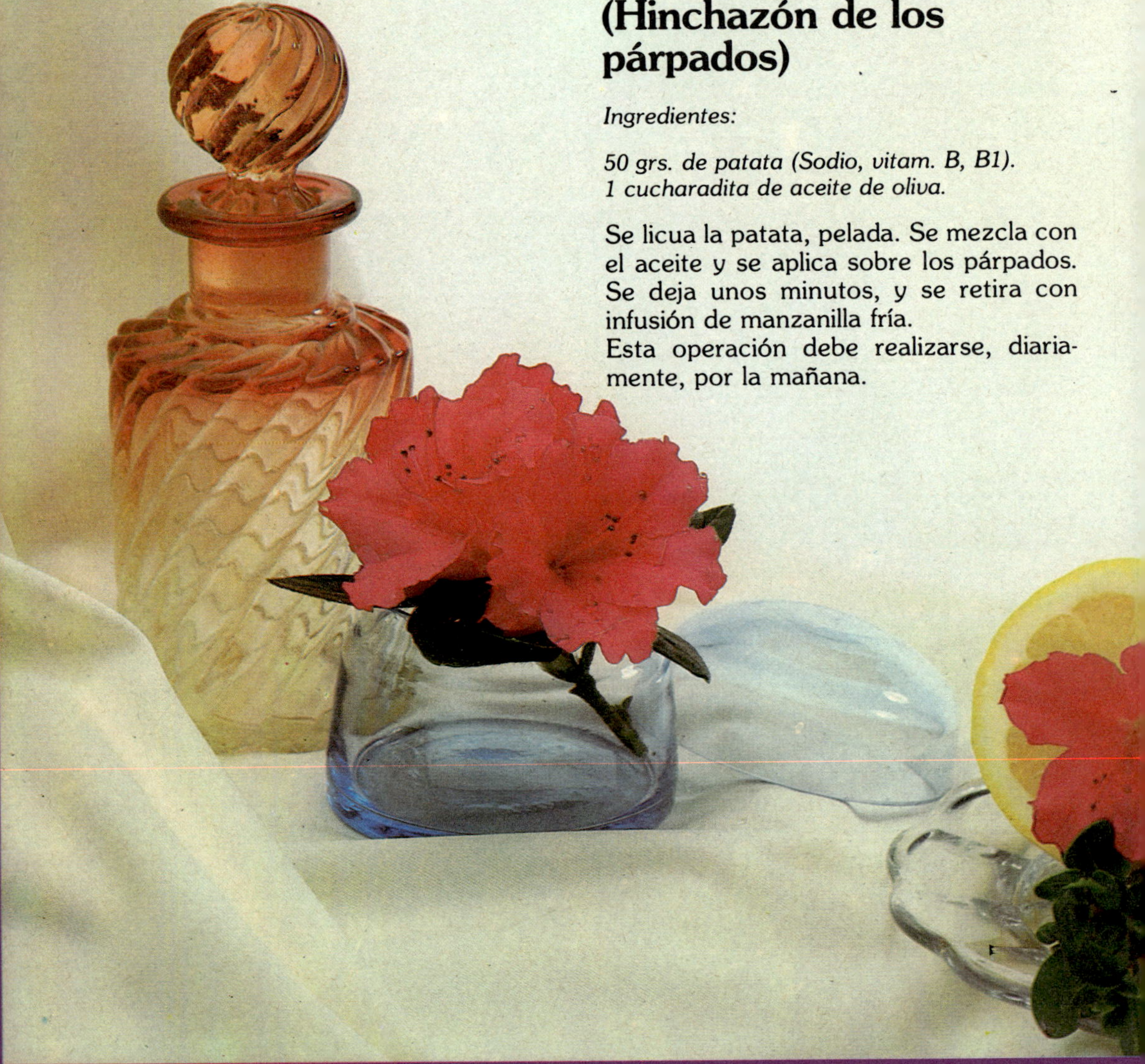

Contra el envejecimiento

Ingredientes:

200 grs. de papaya (Calcio).
1 cucharadita de polen.
4-5 grs. de extracto de ginseng.

Se licua la papaya, se añaden el polen y el extracto de ginseng y se toma un vaso, tres días a la semana, por la mañana.

Contra las erupciones

Ingredientes:

50 grs. de hojas de acelga, sólo la parte verde (Vitam. A y C).

Una vez licuadas las acelgas, se aplica el jugo obtenido sobre las zonas afectadas, se deja actuar durante 20 minutos, y se elimina con un algodón, empapado en infusión de manzanilla.
Repetir cuantas veces sea necesario.

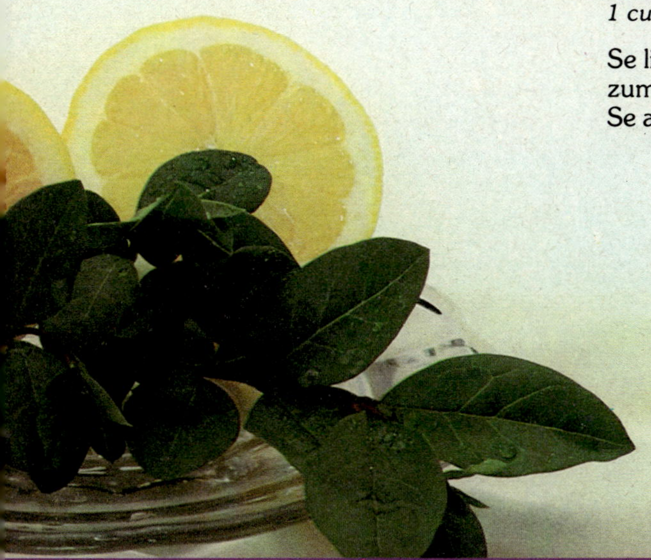

Contra la flaccidez (Rostro, cuello, senos, abdomen)

Ingredientes:

100 grs. de manzanas (Potasio, vitam. B1, B2).
100 grs. de melón (Vitam. A, B1, C).

Una vez licuadas las frutas, se aplica el zumo resultante, una vez al día. Se deja actuar 20 minutos y se aclara con agua fría.

Contra las manchas en la piel

Ingredientes:

50 grs. de papaya (Calcio).
1 limón (Potasio, vitam. C).

Se licuan los frutos una vez preparados, y el jugo obtenido se aplica sobre las manchas. Se deja actuar durante 20 minutos y se elimina con un algodón empapado en infusión de tila, tibia.

Contra las manos agrietadas

Ingredientes:

1 limón (Potasio, vitam. C).
1 cucharadita de miel.
1 cucharadita de glicerina.

Se licua o exprime el limón y se mezcla el zumo con la miel y la glicerina.
Se aplica este preparado tres veces al día.

Contra las patas de gallo

Ingredientes:

50 grs. de almendras dulces o leche de almendras (Calcio, fósforo, magnesio, vitam. A).
50 grs. de albaricoque (Fósforo, hierro, calcio, vitam. A).

Se licuan los ingredientes y se aplica sobre las patas de gallo. Se deja actuar durante 20 minutos, y se elimina con infusión de manzanilla.
Esta aplicación debe hacerse diariamente.

Contra las pecas

Ingredientes:

100 grs. de berros (Cloro, azufre, potasio, vitam. A, B2, E).
1 cucharadita de miel.

Se licuan los berros, se mezclan con la miel y se aplica el preparado con ayuda de un algodón. Se deja actuar 20 minutos y se elimina con agua hervida, fría. Este preparado debe aplicarse dos veces al día, por la mañana y por la noche.

Contra las piernas pesadas
(Trastornos circulatorios)

Ingredientes:

50 grs. de rábanos.
125 grs. de zanahoria (Fósforo, calcio, magnesio, vitam. A, B, C).

Una vez preparados los ingredientes, se licuan y el zumo obtenido se toma, diariamente, por la mañana.
Es aconsejable hacer ejercicio regularmente.

Contra la retención de líquidos
(Celulitis)

Ingredientes:

100 grs. de alcachofa (Fósforo, hierro, vitam. A, B).
100 grs. de perejil (Hierro, calcio, fósforo, vitam. A, B y C).
50 grs. de ortiga blanca, en remojo.

Se licuan todos los ingredientes, añadiendo un poco de agua para exprimir la pulpa. Este zumo ha de tomarse diariamente, en ayunas.
Es aconsejable evitar la sal en las comidas.

Contra los sabañones

Ingredientes:

50 grs. de apio (Magnesio, hierro, yodo, vitam. A, B y C).
50 grs. de repollo (Azufre, magnesio, vitam. A, B1, B2).
25 grs. de arcilla verde.

Se licuan el apio y el repollo, y al zumo obtenido se le añade la arcilla verde. Esta pasta se aplica todas las noches, dejándola secar antes de acostarse. También se puede cubrir la zona afectada para no manchar las sábanas. Se deja actuar toda la noche, y se lava por la mañana con agua templada.

Contra las uñas débiles

Ingredientes:

100 grs. de pepino (Azufre, manganeso, mucilagos, vitam. A, B, C).
1 cucharadita de harina de avena.

Se licua el pepino, se añade la harina de avena, se agrega un poco de agua si fuera necesario, y se toma este preparado una vez al día, antes de acostarse.